Sandra Masemann · Barbara Messer

100 Tipps für die erfolgreiche Pflegekraft

BRIGITTE KUNZ VERLAG

Bibliografische Information der Deutschen Nationalbibliothek
Die Deutsche Nationalbibliothek verzeichnet diese Publikation in der Deutschen Nationalbibliografie; detaillierte bibliografische Daten sind im Internet über http://dnb.ddb.de abrufbar.

ISBN 978-3-89993-482-3

Anschrift der Autorinnen:
Sandra Masemann
Barbara Messer
Hirtenstraße 20
30974 Wennigsen

Die Autorinnen:
Barbara Messer ist Bachelor of Business Administration und examinierte Altenpflegerin. Sie verfügt über Ausbildungen in Sozialmanagement, Pflegedienstleitung, Validation, systemische Strukturaufstellungen etc. und NLP. Seit 1999 ist sie selbstständige Trainerin und Beraterin für pflegerische Themen, Trainerin für Suggestopädie und ganzheitliches Lernen.
Sandra Masemann ist Diplom-Sonderpädagogin, Spiel- und Theaterpädagogin, Sprachtherapeutin und Pflegeassistentin. Sie verfügt über Ausbildungen in systemischen Strukturaufstellungen und NLP. Seit 2005 ist sie selbstständige Trainerin und Beraterin, seit 2006 in Kooperation mit Barbara Messer. Themengebiete der Masemann+Messer GbR: Pflege – Training und Beratung, Unternehmenskultur, Team- und Personalentwicklung, Unternehmenstheater, Train the Trainer.

Brigitte Kunz Verlag

Satz: PER Medien+Marketing GmbH, Braunschweig
Druck: Druck Thiebes GmbH, Hagen

Inhalt

Einleitung

Ja, der Pflegealltag ist spannend und steckt voller Herausforderungen und das Tag für Tag. Sie haben zu diesem Buch gegriffen, weil Sie wissen, dass Sie in Ihrem Beruf erfolgreich sind und noch erfolgreicher werden können.
Was sollten wir Ihnen also noch erzählen können von dem schönen, aber anstrengenden Beruf als Pflegekraft!
Stattdessen möchten wir Sie anregen genauso weiterzumachen: Engagiert, leidenschaftlich und menschenfreundlich. Lassen Sie die anderen ruhig jammern. Sie können sie nicht davon überzeugen, dass jeder Beruf letztlich nur so gut ist wie man selbst als Ausübende. Sie können den anderen aber zeigen, dass es möglich ist, in der Pflege eine erfolgreiche und erfüllende Arbeit zu finden. Was Sie dazu tun müssen? Sie müssen ganz einfach Sie selbst sein und sich dabei in Ihrem Tempo weiterentwickeln!

Genießen Sie Ihre Arbeit und genießen Sie es, erfolgreich zu sein.

Wir möchten Ihnen mit diesem Buch das richtige Handwerkszeug geben, um strukturiert und mit Freude leistungsbereit an die Arbeit zu gehen.

Wennigsen, im Juli 2009 — Sandra Masemann & Barbara Messer

1 Ein paar Selbstverständlichkeiten vorweg

1. Tipp: Der Klient macht keine Arbeit – er ist Ihre Arbeit

Dieses Zitat aus einer Weiterbildung steht bewusst an erster Stelle in diesem Buch. Die Dozentin – eine sehr engagierte und kritische Pflegefachkraft aus einer großen Berliner Klinik – machte mit diesem Zitat deutlich, wo der tatsächliche Schlüssel für eine wesentliche Erkenntnis liegt: Ohne den Patienten, Bewohner oder Klienten hätten wir keine Arbeit. Was wäre ein Altenheim, ein Krankenhaus oder ein Pflegedienst ohne Kunden, die anrufen, etwas möchten oder gar klingeln!

Halten Sie sich also öfter mal vor Augen, dass der Klient für Ihren Arbeitsplatz sorgt. Er macht es überhaupt möglich, dass Sie Ihre Profession ausüben, dass Sie Gutes tun und bewirken können.

Halten Sie sich auch vor Augen, dass es gut ist, ganz unterschiedliche Patienten, Bewohner und Klienten zu versorgen. Die vielen Unterschiede sorgen für Abwechslung.

2. Tipp: Erahnen Sie Wünsche

»Schwester, können Sie die Gardine noch ein klein wenig nach rechts... Halt, das ist zu viel. Nein, doch etwas weiter nach links. – Und jetzt kommen Sie mal her und schütteln Sie das kleine Nackenkissen richtig durch, sodass die Federn locker werden und legen Sie es hier so auf zwei Drittel neben die kleine Rolle ...«

»Schwester, ich brauche mal den Schieber, aber schnell!« (Anmerkung: Die Bewohnerin sitzt bereits auf dem Schieber, sie ist darauf eingeschlafen.)

»Sie sind schon wieder zu spät. Seit sieben Minuten warte ich auf Sie. So geht das nicht, ich bezahle hier teures Geld und Sie lassen mich hängen. Das gebe ich an die Chefin weiter.«

Sicher kennen Sie solche Situationen und Sie sind genervt, ungeduldig und auch unwillig. Vielleicht denken Sie auch: »Wie kann man nur?« – oder »So wäre ich nie!«

Wie aber können Sie mit solchen Situationen erfolgreich umgehen? Indem Sie die gute Absicht dahinter entdecken und diese ernst nehmen.

Beim ersten Beispiel handelt es sich um einen Mensch, der Sicherheit und Ordnung braucht, der für sich bestimmen will, der sagen will, wo es langgeht. Mit dieser Annahme können Sie ganz anders reagieren: »Guten Abend Frau XY! Ich bin gekommen, um Sie beim Zubettgehen zu unterstützen. Haben Sie einen Wunsch?

Gibt es etwas, was ich für Sie tun kann? Ich weiß, dass es Ihnen wichtig ist, dass alles an seinem Platz ist, darum bin ich hier.«
Seien Sie schneller als die möglichen Wünsche. Bereiten Sie sich einfach darauf vor, dass sie gleich kommen. Es ist tatsächlich ein Service, den Sie bieten: Sie erahnen Wünsche oder sagen ganz klar, dass Sie Wünsche berücksichtigen wollen. Das entspannt die gesamte Situation. Die Klientin ist zufriedener, wird vielleicht sogar weniger Wünsche haben (weil sie ja weiß, dass sie Wünsche jederzeit äußern kann) – und Sie sind auch zufriedener.

3. Tipp: Gehen Sie Ihrer Ablehnung auf den Grund

Niemand mag jeden Menschen. Leider können wir zwar privat einigen Menschen aus dem Weg gehen, beruflich ist das schwieriger, manchmal unmöglich. Spannend ist die Frage: »Warum mögen wir den anderen nicht?« Und noch spannender wird es, wenn Sie sich fragen: »Was in mir lehnt diesen Menschen ab und warum?« Das ist ja nicht die Frisur des anderen oder seine Kleidung.
Nein, es geht um anderes. Der andere, hier eben der Bewohner oder Patient, erinnert Sie vielleicht an jemanden, mit dem Sie schon einmal etwas Unangenehmes erlebt haben. Da reagiert Ihr Unterbewusstsein, ohne dass Sie es merken. Sie merken nur: Den oder die mag ich nicht. Das zeigt sich in der Pflege dann darin, dass Sie mit den Patienten oder Bewohner nicht zurechtkommen. »Was der auch für Angewohnheiten hat! Lässt die Toilettenpapierrolle auf dem Nachtschrank stehen, trinkt jeden Abend Alkohol, beschwert sich, hat ungepflegte Fingernägel …« Diese Liste ist beliebig zu erweitern.
Der Weg zum Erfolg liegt darin, die Übertragung aufzulösen. Eine Übertragung ist eine nicht bewusste Vergegenwärtigung alter Situationen, Atmosphären und Erinnerungen in die Gegenwart. Diese Übertragung verhindert dann, dass Sie aktuelle Beziehungen und Begegnungen wahrnehmen können. Sie werden sozusagen durch alte Erfahrungen überlagert. Die Erinnerungen können positiv oder negativ sein. Sie beeinflussen Ihre Wahrnehmung der jetzigen Situation. Vielleicht erinnert Sie eine alte Frau an Ihre eigene Oma, mit der Sie ein liebevolles Verhältnis hatten. Sie werden diese Dame anders wahrnehmen.

4. Tipp: Entkommen Sie dem Helfersyndrom

Die meisten Menschen, die im Pflegeberuf arbeiten, möchten helfen. Helfen ist eine ganz normale, wesentliche Fähigkeit. »Die biologische Wurzel der menschlichen

Hilfsbereitschaft liegt in der langen, intensiven Mutter-Kind-Beziehung, welche für das Überleben eines bei der Geburt hilflosen Geschöpfs notwendig ist. Die Bereitschaft zu solchen Beziehungen ist tief in unserer Emotionalität verankert.« (Schmidtbauer 2002, S. 3)

Doch bei der einen oder anderen Pflegekraft tritt das sogenannte Helfersyndrom ein. Helfen geschieht dann nicht mehr spontan oder an die jeweilige Rolle gebunden. Im Zentrum des Helfersyndroms steht die Gestaltung von Beziehungen und Kontakten, die dafür sorgen, dass die Pflegekraft immer die Gebende, die Unabhängige, die Stärkere und Versorgende ist.

»Die Helfer suchen Sicherheit darin, dass sie stärker, vitaler sind als ihre Schützlinge. Sie wehren den naiven Triumph über jeden, der schwächer ist als sie, mit Schuldgefühlen ab. Sie triumphieren nicht, sie dienen, sie verachten die Schwachen nicht, sondern helfen ihnen. Sie sind ganz für die Schwachen da.« (Schmidtbauer 2002, S. 6) Durch diese Problematik werden die Klienten missbraucht. Sie dienen dazu, den Helfenden zu bestärken.

5. Tipp: Woran Sie ein Helfersyndrom erkennen

Es gibt viele Merkmale eines Helfersyndroms. Die Betroffenen haben oft ein geringes Selbstwertgefühl und schöpfen deshalb stark aus ihrer Helferrolle. Doch die Folgen eines Helfersyndroms können Burnout, Depressionen und psychosomatische Erkrankungen sein. Deshalb ist es wichtig, dass Sie bei sich ein Helfersyndrom erkennen können.

- Die Balance oder Bilanz zwischen Geben und Nehmen ist nicht ausgewogen. Sie geben eindeutig mehr, als Sie nehmen.
- Sie fragen Ihre Klienten nicht mehr, welche Bedürfnisse sie haben. Sie helfen ungefragt.
- Erschöpfung, Müdigkeit und Überforderung sind »normal« geworden.
- Eine depressive Stimmung hat sich in Ihnen ausgebreitet.
- Unterstützung von anderen nehmen Sie nicht an.
- Mit Medikamenten oder anderen Suchtmitteln versuchen Sie, die Belastung auszuhalten.

Auch für die Bewohner und Patienten ist das Helfersyndrom fatal. Sie werden nicht mehr unvoreingenommen gesehen. Sie werden hilfebedürftiger gemacht als nötig und das ist das Gegenteil von anregender, fördernder Pflege. Die Individualität gerät in den Hintergrund, Wünsche nach Selbstbestimmung werden nicht mehr wahrgenommen.

6. Tipp: Nutzen Sie die Biografie als Schlüssel

Die Biografie ist der Schlüssel zum Menschen, egal ob jung oder alt. Ihre Kenntnisse über die Biografie der Menschen, die Sie versorgen, sind wie ein Schlüsselbund zu vielen Türen. Die Prinzipien der Biografiearbeit sind einfacher und leichter umzusetzen, als viele Pflegekräfte denken.
Häufig genug heißt es:
»Ich kenne den Klienten doch gar nicht.«
»Der Klient will doch gar nichts von früher erzählen.«
»Was geht mich das an, was der früher erlebt hat?«

Wesentlich ist, dass Sie Ihren Klienten Verständnis entgegenbringen und sie dort ansprechen oder anregen, wo sie sich in ihrer Orientierung und Wahrnehmung gerade befinden. Dazu müssen Sie wissen, was den Menschen geprägt hat, was er und seine Seele erlebt haben, was seinen Lebensweg ausmacht.
»Biografiearbeit ist unerlässlich – und das nicht nur in der Pflege. Wir möchten unseren persönlichen Lebensweg meistern, aus der Vergangenheit lernen, damit wir unsere individuelle Zukunft gestalten können. Wir selber lernen auch aus unserem bisherigen Leben. Nicht ohne Grund boomt der Markt beim Thema »Familienaufstellungen«. Viele wollen eigene Lebensprobleme und -themen bearbeiten. Wir leben in einer Zeit, zu der wir wissen, was nicht geklärte Konflikte für Folgen haben können. Wir leben in einer Zeit, in der es viele Ansätze, Therapien und Erkenntnisse dazu gibt. Es ist bekannt, dass die Bearbeitung von Traumata Erleichterung bringt. Das Anliegen, den persönlichen Lebensweg zu klären, ist für professionell Pflegende eine Grundvoraussetzung.« (Messer 2009, S. 103)

7. Tipp: Die Biografiearbeit liefert Erklärungen

In der Begleitung und Pflege der alten Menschen geht es natürlich um verschiedene Aspekte der Biografiearbeit. »Der Kern der Biografiearbeit besteht in der Erhaltung und Stärkung der Identität. Die Identität eines Menschen umfasst alle Merkmale einer Person, ob angeboren oder erworben. Innere Werte, Eigenschaften und Fähigkeiten oder Wissen gehören ebenso dazu, wie äußere Merkmale der Herkunft oder des Aussehens. Die Möglichkeit, sich dieser Merkmale bewusst zu werden, sich der Bausteine der Identität erinnern und mitteilen zu können, formt das Selbstbild.
Die Identität wird zusammengehalten von der erinnerten, erzählbaren oder anders zum Ausdruck gebrachten Lebensgeschichte: »Ich bin die gleiche Person in ganz

verschiedenen Situationen und zu verschiedenen Zeiten meines Lebens.« Dadurch kann Kontinuität hergestellt werden, auch wenn Erinnerungslücken dies scheinbar unmöglich machen.«
So wird es auch möglich, Kompetenzen aus der Lebensgeschichte neu zu erleben, z. B. in Gesprächen über Situationen und Ereignisse, in denen Belastungen ausgehalten und relative Lebenssouveränität auch unter schwierigen Bedingungen (Lagerhaft, Krieg, Gefangenschaft, Flucht, Vertreibung, Misshandlung u. a.) gewahrt werden konnte.
Die Tatsache, dies alles überwunden und überlebt zu haben, ist ein Hinweis auf eigene Stärken, der auch Hoffnung zur Bewältigung der gegenwärtigen Probleme geben kann.« (Stuhlmann 2004, S. 75)
So werden Sie in der Biografiearbeit Erklärungen für ein Verhalten Ihrer Klienten finden, das Sie vielleicht nicht verstehen, oder Sie bekommen Ideen, wie Sie jemanden so anregen können, dass er sich innerlich gestärkt fühlt.
Naomi Feil (1990): »Ich lernte es als Ausdruck von Weisheit zu sehen, wenn alte Menschen durch die Rückkehr in die Vergangenheit zu überleben versuchen.«

8. Tipp: Nutzen Sie Ihre Neugier

Ganz einfach beginnt Biografiearbeit zum Beispiel mit der Kenntnis über die Herkunft des Menschen. Wenn Sie wissen, woher ein Patient oder Bewohner kommt, wo seine Heimat ist, dann halten Sie den ersten Informationsschatz in der Hand. Sie können sich über den Ort, über Erlebnisse, Ereignisse, Traditionen, Werte und Haltungen sowie vieles andere informieren. Sie brauchen lediglich Ihre Neugier, Achtung und Phantasie.
Viele alte Menschen schöpfen Kraft, Erinnerungen und ihr »Personsein« aus ihrer Biografie. Sie holen sich quasi das, was sie gerade brauchen, aus ihrer Erinnerung zurück. Damit tun sie etwas sehr Weises: Sie nutzen ihren eigenen Weg, um im Jetzt Halt zu haben und nach vorn blicken zu können.
Sie als Pflegekraft haben die Aufgabe, den Klienten auf seinem Lebensweg zu verstehen, ihn entsprechend seiner Werte, Traditionen und Haltungen zu begleiten und anzuregen.
Nutzen Sie also Ihre Neugier und Ihr Wissen und respektieren Sie die mannigfaltigen Eigenarten der Klienten, die sich aus der Biografie ergeben.

9. Tipp: Beachten Sie die unerfüllten Wünsche Ihres Klienten

Die wenigsten Klienten wünschen sich ein Leben im Heim, in dem ihr Alltag aus einem gleichförmigen Trott von Aufwachen, Waschen, Ankleiden, Essen und Warten besteht.

Die meisten Menschen der älteren Generation haben den Krieg und die damit verbundenen Herausforderungen erlebt. Sie haben Deutschland wieder aufgebaut und uns Nachkommenden den Weg geebnet. Sie haben angepackt, losgelegt und Verantwortung übernommen. Eigentlich sollten sie dafür **Respekt** und **Wertschätzung** erfahren.

Doch was davon können sie im Heim erleben? Welche wirklich sinnvollen Beschäftigungen gibt es für Klienten? Wie muss es sein, wenn man sich in die Hände anderer geben und die Macht über eigene Entscheidungen abgeben muss?

Wählen zwischen Menü 1 oder Menü 2; rote Bluse oder weiße Bluse; aufstehen, nicht aufstehen; Vorhang auf oder zu oder nur ein bisschen auf – dass sind die kleinen Zipfel der Selbstbestimmung, die die Klienten haben.

»Nölende« Klienten zeigen, dass Sie unzufrieden sind. Sie wollen beachtet werden und mitentscheiden.

Überlegen Sie, wo Entscheidungsspielräume auf Seiten der Klienten wachsen können! Welche Abläufe in Ihrem Heim, in Ihrer Arbeitsorganisation könnten flexibler gestaltet werden, um Klientenwünsche stärker einzubeziehen?

- Geben Sie den Klienten Möglichkeiten, etwas Sinnvolles zu tun:
- Bitten Sie eine erfahrene Mutter, die ihre Kinder allein groß gezogen hat, um einen Rat, wenn es um Ihre eigenen geht.
- Fragen Sie den früheren Landwirt nach den Bauernregeln, wenn sie wissen wollen, wie das Wetter in den nächsten Wochen wird.
- Binden Sie insbesondere die Frauen in Arbeiten rund ums Essen mit ein: Kartoffeln schälen, Tische schön dekorieren, Rezeptvorschläge für die Menüs, Kuchen backen.
- Lassen Sie Frühaufsteher den Tag um 6:00 Uhr beginnen, sei es mit einem Kaffee, leckerem Obst, einer Zeitung oder eine Runde Spazierengehen im Garten.
- Lassen Sie Langschläfer in den Genuss kommen, von Ihnen um 10:00 Uhr liebevoll geweckt zu werden.
- Erlauben Sie es, selbst gewählte Kleidung zu tragen, auch wenn es so manchem Angehörigen schwer fällt. Die Angehörigen sind die Gäste, die Klienten sind bei Ihnen zu Hause.

- Sorgen Sie dafür, dass nicht die Arbeitsabläufe in der Küche die Essensgewohnheiten der Klienten bestimmen. Im Fokus sollten biografische Essgewohnheiten stehen und nicht das Geschirr, das bis 13:00 Uhr gespült werden soll.

10. Tipp: Achten Sie Eigenarten und Schrulligkeiten

Ariane war als Reinigungskraft eines Altenheims Teilnehmerin in einem Fortbildungskurs zum Thema »Umgang mit Demenz« bei uns. Ihre Meinung zu individuellem Verhalten stand fest: »Die Füße auf dem Couchtisch? Das gibt es bei uns zu Hause nicht!« – »Chips am Nachmittag? Ich glaube, ich spinne!«

Arianes Reaktionen zeigen sehr schön, wie stark unsere Vorstellungen und unser Verhalten von bestimmten Normen geprägt sind. In der Familie gelten oft andere Regeln, Vereinbarungen und Rituale, als Sie sie am Arbeitsplatz, in der Schule oder im Urlaub erleben.

Alte Menschen haben viele Jahre Erfahrungen im Aufbau solcher Regeln und viele davon haben sie sehr lieb gewonnen.

Was hatte Ariane eigentlich so gestört: Der Vater einer Bekannten ist ein Mensch, der seine Füße inklusive Schuhen zu Hause immer auf den Couchtisch legt. Ein Problem? Nein, in der Familie eine erlaubte Schrulligkeit (Gewohnheit), die er sicherlich auch im Altersheim ungern ablegen würde.

Chips am Nachmittag? Das liebe ich, besonders wenn kein Kind in der Nähe ist, dem ich zuvor gesagt habe: »Erst gibt es etwas Gesundes!«

Sicherlich kennen auch Sie solche Schrulligkeiten von sich und anderen. Schrulligkeiten sind etwas Wunderbares, sie machen jeden von uns einzigartig, menschlich und zeigen auf charmante Weise unsere Schwächen und Vorlieben.

Deshalb:

- Lernen Sie die Eigenarten Ihrer Klienten kennen und unterstützen Sie sie darin, diese noch weitestgehend zu leben. Diese Eigenarten geben Halt, schaffen Vertrauen und Wohlbefinden.

  Seien Sie ehrlich: Ist es wirklich ein Problem, wenn Frau Kuchenbäcker im Schlafanzug frühstücken will?
- Machen Sie sich auch Ihre eigenen Eigenarten bewusst, denn auch Sie haben sicherlich eine ganze Reihe davon.
- Fragen Sie sich: Muss das so sein, oder kann ich mich in meiner Professionalität auf die Schrulligkeit des Klienten einlassen?

Ariane kann es und ist froh, ihre Arbeit mit noch mehr Freude und Verständnis zu erledigen. Manchmal erzählt sie den Klienten sogar von ihren eigenen Schrulligkeiten und sie lachen gemeinsam darüber.

11. Tipp: Spielen Sie nicht Super-Woman

Ihre Patienten und Bewohner sind z. T. mehrfach erkrankt, meist pflegebedürftig. Angehörige, Freunde und andere wichtige Menschen leben vielleicht nicht mehr. Ihre Selbstständigkeit ist evtl. stark eingeschränkt, sie sind auf die Hilfe anderer Menschen angewiesen. Und sie haben vieles erlebt, was vielleicht noch nicht ganz abgeschlossen ist, womit sie noch aus ihrem früheren Leben beschäftigt sind. Naomi Feil nennt es treffend: »Sie waschen noch dreckige Wäsche«.

Pflegende können ganz wunderbar helfen und bei der einen oder anderen Einschränkung in der Selbstpflege unterstützen. Sie können ihre Kompetenzen – gerade angesichts des Qualitätssprunges durch die nationalen Expertenstandards – gut in der Pflege zeigen. Was sie jedoch nicht können, sind die Probleme »mit der dreckigen alten Wäsche« lösen. Sie sind keine Super-Woman!

Es ist ja auch Ihre Hauptaufgabe, die kleinen, mittleren und großen Probleme von Menschen mit Pflegebedarf zu lösen. Ob Fieber, Durchfall oder leichte bis mittlere Schmerzen – bei diesen Problemen können und müssen Sie helfen.

Im geistig-seelischen Bereich verbleibt die Lösung dagegen immer beim Klienten. Sie können sie unterstützen, eigene Lösungen zu entwickeln, wenn das gewünscht ist. Aber die Traurigkeit einer Klientin, weil sie nicht mehr in ihrem eigenen Zuhause lebt, können Sie nicht beseitigen und auch nicht lösen. Selbstverständlich können Sie trösten und Möglichkeiten anbieten, noch etwas anderes als Trauer zu erleben und wahrzunehmen.

Wer aber als Pflegekraft glaubt, ein seelisches Problem einer Klientin lösen zu wollen, überfordert sich.

Es ist teilweise anmaßend, Lebensprobleme von anderen Menschen lösen zu wollen. In anderen beruflichen Feldern, wie z. B. dem Coaching oder der Supervision, obliegt es immer dem Klienten, eine Lösung zu finden. Der Coach schlägt lediglich Wege zur Lösung vor, mehr nicht.

12. Tipp: Pflegen Sie bewusst

Wenn Sie das Gefühl haben, dass Sie

- nicht mehr durchblicken,

- Ihnen alles zu viel ist und
- Sie manchmal nicht wissen, was als Nächstes kommt,

ist es Zeit für eine neue Haltung in der Pflege. Sie werden erfolgreich Herrin über das tägliche Chaos, wenn Sie bewusst pflegen. Das ist keine Floskel, sondern ein ernst gemeinter Tipp mit viel Wirkung.

Bewusst pflegen bedeutet: Nehmen Sie Ihre Klienten tatsächlich wahr, mit allem, was diese mitbringen und sind. Achten Sie auf eine individuelle, an der Lebenswelt des Klienten orientierte Pflegeplanung.

Bereiten Sie Ihren Arbeitstag vor. Machen Sie sich schon heute Gedanken über den morgigen Tag mit seinen jeweiligen Aufgaben.

Seien Sie in dem Moment, in dem Sie bei Ihrem Klienten sind, mit allen Sinnen bei ihm. Denken Sie nicht an die Einkaufsliste, oder ob der Abholservice Ihrer Kinder vom Hort auch wirklich klappt. Seien Sie aufmerksam und wach.

Tun Sie das, was notwendig ist, nicht das, was überflüssig ist. Nutzen Sie die Nähe und den direkten Kontakt zu Ihrem jeweiligen Klienten, um intensiv die Beziehung zu ihm zu pflegen.

2 Tipps für einen erfolgreichen Umgang mit Angehörigen

13. Tipp: Nehmen Sie die Angehörigen ernst

Kaum ein Angehöriger ist ohne Sorgen um seinen geliebten Menschen, der pflegebedürftig ist. Angst paart sich mit Hilflosigkeit, auch mit Scham, speziell in der ambulanten Pflege.
Ein schlechtes Gewissen haben fast alle Angehörigen. Sie sind vielleicht selber alt, oder leben ganz woanders, sind nicht in der Lage, den Pflegebedürftigen zu sich zu nehmen oder bei ihm zu leben. Die Beziehung zwischen Klient und primärer Bezugsperson ist oft eine sehr überforderte Beziehung.
Gerade in der Altenpflege ist dabei natürlich auch die Frage: »Wie lange währt das Zusammensein, also das Leben überhaupt noch?«, ein wichtiges Thema. Angehörige sind zudem meist Laien, auch wenn sie evtl. seit Jahren pflegerische Handlungen ausführen. Sie sind in bestimmten Pflegesituationen oftmals überfordert. Zudem sind sie, wenn es um die eigene Familie geht, »betriebsblind«. Sie als Pflegekraft kennen nicht unbedingt die Muster und Verhaltensschleifen.
Hilfreich für einen erfolgreichen Umgang mit Angehörigen ist es, wenn diese sich mit ihren Sorgen, Ängsten und Nöten verstanden und ernst genommen fühlen.
Wenn Menschen Angst, Sorgen und ähnliche unangenehme Gefühle haben, drücken sie sich selten neutral und freundlich aus. Es kann vorkommen, dass es statt einer sachlichen Äußerung eher zu einem Vorwurf, einer Klage oder einer Forderung kommt.
Daraus entstehen oft die typischen Konfliktsituationen im Alltag.

- »Sie haben schon wieder vergessen, meiner Mutter die rote Jacke anzuziehen!«
- »Wie sieht denn mein Vater aus, so ungepflegt, das Hemd hat vorne Flecken!«
- »Hier im Zimmer stinkt es!«
- »Sind Ihre Kollegen auch so unpünktlich?«

Sie können Gutes tun und bewirken, wenn Sie die (möglichen) Sorgen und Ängste klar benennen und den Angehörigen so eine gute Absicht unterstellen.

- »Sie möchten, dass Ihre Mutter immer gut aussieht. Vielleicht so, wie sie es tun würde, wenn sie noch könnte. Es tut mir leid, dass sie da jetzt ohne Jacke sitzt. Möchten Sie, dass ich Ihnen erzähle, wie es dazu gekommen ist?«

- »Sie sind verärgert, weil Ihr Vater einen ungepflegten Eindruck macht? Das verstehe ich gut, mir ging es ähnlich mit meiner Tante. Sie lehnte fast alles ab, was ich ihr anbot. Ihr Vater zeigt solchen Stolz, oft male ich mir aus, wie er wohl früher war, als er bei der Post gearbeitet hat.«
- »Ja, das stimmt, hier im Zimmer stinkt es. Das ist sicher unangenehm für Sie. Ich möchte auch gerne darüber mit Ihnen reden, haben Sie ein paar Minuten Zeit für mich?... Mir liegt daran, dass sich Ihre Frau hier wohl fühlt und dass sie unsere Hilfe annimmt. Zurzeit nehmen wir, wenn wir Ihrer Frau bei der täglichen Körperpflege Unterstützung geben, wahr, dass sie den Urin nicht immer halten kann...«
- »Sie sind verärgert, weil Sie ein paar Minuten auf mich warten mussten. Das verstehe ich, es tut mir leid. Ich komme gerade von einer Patientin, der ich noch einen Moment länger Zeit geschenkt habe, weil sie in der Nacht gestürzt ist. Ähnlich geht es mir mit Ihrem Schwiegervater, wenn er noch etwas erzählen möchte, oder er sich z. B. den Verband am Bein gleich wieder abzieht, dann bleibe ich auch einen Moment länger. Wir können uns gern zusammensetzen und gemeinsam überlegen, wie wir mit dieser Situation, die in der ambulanten Pflege immer wieder vorkommt, umgehen können.«

Wenn Sie die Sorge ansprechen und Verständnis zeigen, entmachten Sie die gesamte Situation und ermöglichen einen direkten Austausch.

14. Tipp: Erkennen Sie die Bedürfnisse der Angehörigen

Bedürfnisse zu erkennen ist ein wesentliches Element der Pflege. Ganze Pflegemodelle und -theorien beruhen darauf. »Wir benutzen den Begriff Bedürfnisse nicht im Sinne von bedürftig = minderwertig oder ärmlich, sondern als Ausdruck dessen, was jeder Mensch braucht. Es gibt keine negativen Bedürfnisse, alle Bedürfnisse dienen der Erhaltung und Entwicklung des Lebens.« (Gens 2007, S. 50)
Sie können davon ausgehen, dass alle Menschen auf der Welt dieselben Bedürfnisse haben, die Bedeutung für den einzelnen ist allerdings verschieden. Wir sind allerdings nicht dazu erzogen worden, unsere Bedürfnisse zu nennen. Viel eher wurde vielen anerzogen, Bedürfnisse zu ignorieren und vor allem keinen bedürftigen Eindruck zu machen. Dadurch erlernten sie dann Umwege, um ihre wahren Bedürfnisse (oder sogar Sehnsüchte) auszudrücken. Schließlich wollen sie nicht als Egoist da stehen.
Ein Beispiel: »Wenn wir uns ärgern, dann läuft in unserem Kopf vermutlich etwas ab, was sich als »Anklage-Denken« bezeichnen lässt. Während dieses »Anklage-

Denkens« in unserem Kopf stattfindet, haben wir gleichzeitig Gefühle. Diese werden durch unerfüllte Bedürfnisse verursacht.« (Klein & Gibson 2004, S.10)
Das Anklage-Denken überforderter Angehöriger bekommen Pflegende oft mit. Selten gelingt es Angehörigen, ihre Bedürfnisse einfach zu nennen. Das Anklage-Denken kommt erfahrungsgemäß bei Stress noch stärker zum Vorschein.
Wie können Sie reagieren? Beachten Sie zwei wichtige Schritte:
1. Fühlen Sie sich nicht angeklagt!
2. Erahnen Sie das Bedürfnis und sprechen Sie es an.

15. Tipp: Achten Sie auf unerfüllte Bedürfnisse

Einer der ersten Schritte ist die Erkenntnis, welche Gefühle jemand äußert, welche Stimmung er verbreitet und welches Bedürfnis dahinter stecken könnte.
Gefühlsworte, die auf unerfüllte Bedürfnisse hinweisen, sind u. a. »Abgespannt, aggressiv, angsterfüllt, ärgerlich, bedrückt, beklommen, betroffen, bitter, deprimiert, dumpf, eifersüchtig, einsam, erschöpft, faul, frustriert, gehemmt, geladen, gleichgültig, hektisch, hilflos, irritiert, kaputt, labil, lasch, leer, lustlos, nervös, peinlich, rastlos, scheu, schockiert, teilnahmslos, unbehaglich, unglücklich, verschlossen, zaghaft.« (Gens 2007, S. 87)
Diese Gefühle lassen Rückschlüsse auf unerfüllte Bedürfnisse zu. Von diesen unerfüllten Bedürfnissen gibt es eine ganze Menge:

- Akzeptanz
- Aufmerksamkeit
- Austausch,
- Autonomie
- Ehrlichkeit
- Einfühlung
- Entspannung
- Freiheit
- Frieden
- Geborgenheit
- Gemeinschaft
- Gesundheit
- Glück
- Harmonie
- Kontakt
- Kraft

- Lebensfreude
- Liebe
- Menschlichkeit
- Mitgefühl
- Nähe
- Ordnung
- Respekt
- Ruhe
- Schutz
- Selbstbestimmung
- Sicherheit
- Struktur
- Unterstützung
- Verantwortung
- Verbundenheit
- Vertrauen
- Wärme
- Wertschätzung
- Zugehörigkeit

Nutzen Sie diese Liste, um die wahren Bedürfnisse der Angehörigen zu erkennen, die gerade vor Ihnen stehen und sagen: »Meine Mutter hat nie solche Wörter gesagt! Sie war immer eine feine, höfliche Frau. Ich glaube nicht, dass meine Mutter hier andere Bewohner tritt. Passen Sie doch besser auf!«
Welche Bedürfnisse stecken dahinter? Die Antwort: Sicherheit, Wertschätzung, Anerkennung, Liebe und Nähe.

16. Tipp: Binden Sie Angehörige in den Pflegeprozess ein

Die Angehörigen oder die primären Bezugspersonen sind oftmals zentraler Lebensmittelpunkt des Klienten. Die Beziehung zwischen ihnen und dem Klient ist lebenswichtig. Sie bedeutet Zugehörigkeit, Liebe und Vertrautheit. Diese vielfältige und individuelle Beziehung bestand schon vor der Pflegebedürftigkeit. Sie zu stärken und im Sinne der beiden Parteien zu unterstützen, ist eine Ihrer primären Pflegeaufgaben und das gelingt am besten, wenn Sie die Angehörigen von Anfang in den Pflegeprozess einbeziehen. Selbstverständlich nur, wenn der Klient das auch wünscht.

- Sprechen Sie mit den Angehörigen über die Möglichkeiten und Grenzen Ihrer Arbeit, beraten und informieren Sie.
- Fragen Sie nach Wünschen, Fragen oder Erwartungen und gehen Sie darauf ein.
- Erfragen Sie Informationen zum (gemeinsamen) Leben vor der Pflegebedürftigkeit.
- Zeigen Sie Ihren Respekt vor der Beziehung.
- Bieten Sie bei Konflikten Ihre professionelle Unterstützung an.
- Regen Sie Angehörige dazu an, Pflegeaufgaben zu übernehmen.
- Berücksichtigen Sie den Aspekt der sozialen Beziehungen in der Pflegeplanung.

Der Aspekt der Pflegeplanung ist hier besonders wichtig. Überall steht zu lesen, dass Angehörige mit in die Erstellung der Pflegeplanung einbezogen werden sollen. Der Weg dahin ist folgender: Sie als verantwortliche Pflegefachkraft/Bezugspflegekraft sind sehr gut über die konkrete Pflegesituation informiert. Sie bereiten sich auf ein gemeinsames Gespräch mit dem Klienten und dem Angehörigen vor.
Sie geben Ihre Informationen und Wünsche entsprechend der Situation und dem Auffassungsvermögen von Klient und Angehörigen weiter. Sie stellen bestimmte Aspekte der Pflegeplanung, wie z. B. die Kommunikationsfähigkeit, die Orientierung, die Sexualität, das Essen und Trinken, die Beschäftigung, etc. in den Mittelpunkt. Sie erklären, was Sie für richtig halten, fragen nach Wünschen, nutzen Informationen und sprechen sich mit Klient und Angehörigem ab. All das halten Sie dann schriftlich in der Pflegeplanung fest.

17. Tipp: Arbeiten Sie gemeinsame Ziele der Pflege heraus

Ziele sind sinnvoll, wenn sich etwas bewegen soll. Ziele verbinden, denn wenn zwei oder mehr Menschen ein gemeinsames Ziel verfolgen, haben sie sogar teilweise denselben Weg. Wenn Sie den 16. Tipp beherzigen und die Angehörigen in die Pflegeplanung einbeziehen, kommt Ihnen dieser Tipp auch entgegen. Es geht um Folgendes: Wenn allen, Klient, Angehörigen und Ihnen, die gemeinsamen Ziele deutlich sind, erreichen Sie sie auch leichter.
Dies ist insbesondere dann wichtig, wenn es Konflikte oder Unzufriedenheit gibt. Und die gibt es, speziell in der Beziehung Pflegekraft und Angehöriger.
Ein Kunstgriff ist es, wenn Sie diese gemeinsamen Ziele nennen.
Hier ein paar Beispiele:
»Frau M., mir liegt sehr an Ihrer Mutter. Ich wünsche mir genauso wie Sie, dass sie ruhig schlafen kann und morgens ausgeruht ist.«

»Herr S., wir mögen Ihre Frau. Sie schenkt jedem von uns ein Lächeln, wenn wir etwas für sie tun. Derzeit beobachten wir genau, wie sie das mit dem Toilettengang macht und haben das Gefühl, sie schämt sich, wenn ihre Vorlage ein bisschen nass geworden ist. Diese Scham möchten wir ihr gerne nehmen. Haben Sie eine Idee, wie wir das machen können? Wir möchten, dass sie sich sicher fühlt.«
»Was denken Sie, womit mag sich Ihre Schwiegermutter tagsüber gerne beschäftigen? Meinen Sie nicht auch, dass sie manchmal gelangweilt wirkt? Sie erzählten einmal, dass sie früher so gerne Gartenzeitungen angesehen hat. Können wir dazu etwas ausprobieren?«

18. Tipp: Rechnen Sie immer mit dem schlechten Gewissen der Angehörigen

Frau Möllers Tochter ist zu Besuch und die Stimmung ist mies: »Wo ist denn die ganze Wäsche von meiner Mutter? Ich wollte ihr gerade etwas Frisches anziehen und finde nichts im Kleiderschrank.« Was denken Sie? Vielleicht dieses:
Frau Möllers Tochter

- vertraut uns nicht;
- glaubt, dass bei uns Wäsche »verschwindet«;
- denkt, wir kümmern uns nicht gut um ihre Mutter;
- kommt immer nur, um zu meckern;
- versteht einfach nicht, warum wir die Kleidung anderswo aufbewahren;
- sollte endlich akzeptieren, dass ihre Mutter die Kleidung in Tüten unter dem Bett verstaut.

Sie könnten aber auch ganz anders denken! Versuchen Sie es mal so:
Frau Möllers Tochter

- hat ein schlechtes Gewissen, dass sie ihre Mutter ins Heim gegeben hat, weil sie selbst nicht mit ihr zurecht kommt;
- möchte ihrer Mutter etwas Gutes tun, findet jetzt die Blusen nicht und schämt sich ihrer Mutter gegenüber;
- ist es peinlich, wenn ihre Mutter mit einer dreckigen Bluse am Tisch sitzt. Vor allem wenn ihre Nachbarin – deren Vater im selben Heim ist – das sieht;
- fühlt sich hilflos, weil sie nicht weiß, wie sie sich für die Belange ihrer Mutter einsetzen kann;
- möchte uns Arbeit abnehmen, weil sie weiß, wie viel wir zu tun haben;

- möchte ihrer Mutter Zuwendung geben, mit ihr körperlich in Kontakt treten, ihr zeigen: »Mama, ich hab dich lieb«;
- kann nicht akzeptieren, dass ihre Mutter dement ist und Verhaltensweisen zeigt, für die sie keine Erklärung hat. Sie ignoriert die Tüte unter dem Bett;
- möchte Ihnen zeigen, dass sie sich verantwortungsvoll um ihre Mutter kümmert.

Nahezu alle Angehörigen haben ein schlechtes Gewissen und sind damit beschäftigt, das auf die eine oder andere Weise zu kompensieren. Lassen Sie sich dadurch nicht auf die Anklagebank setzen.

- Unterstellen Sie den Angehörigen stattdessen eine gute Absicht und geben Sie ihnen freundliche Anregungen, wie sie aktiv unterstützen können. »Sie schaut so gern in den Garten. Vielleicht bringen Sie ihr mal ein Gartenbuch mit und schauen es sich gemeinsam an?«
- Sagen und zeigen Sie den Angehörigen: »Ich mag ihre Mutter und sie ist bei uns sehr gut aufgehoben.« Lassen Sie die Angehörigen wissen, wie sehr sich Ihre Klientin auf den Besuch freut. Gestehen Sie ein, dass auch sie manchmal nicht weiterwissen und fragen Sie die Angehörigen um Rat.
- Haben Sie ein offenes Ohr für die Sorgen der Angehörigen und seien Sie offen: »Frau Möller, wie geht es Ihnen damit, dass Ihre Mutter bei uns ist? Können wir etwas tun, damit es Ihnen leichter fällt?«

19. Tipp: Lassen Sie Konflikte zu

»Jeder von uns ist tief mit der eigenen Familie, mit den Eltern, mit den Geschwistern und mit den Vorfahren verbunden. Dies ist nicht leicht zu erkennen, da es an der Oberfläche manchmal ganz anders aussieht. Da hat sich beispielsweise jemand von den Eltern losgesagt – und dennoch gehört er weiter zur Familie und trägt mit. Er teilt weiter Gefühle, Verhaltensweisen und Schicksale.« (Ulsamer 1999, S. 28)

Egal, wie weit Sie sich von Ihrer Familie auch entfernen, wie groß der Streit oder Zwist auch ist, tief in Ihrem Inneren sind Sie mit Ihrer Familie, Ihren Eltern, Geschwistern, Großeltern, Tanten, Onkeln, Urgroßeltern usw. verbunden. Sie gehören zusammen – ob Sie wollen oder nicht! Wie sehr Sie miteinander verbunden sind, zeigt sich oft, wenn ein Mensch in der Familie zum Pflegefall wird.

Jede Familie hat neben stärkenden Verbindungen und Gemeinsamkeiten ihre »Leichen im Keller«. In jeder Familie gibt es unausgesprochene, ungeklärte Konflikte, tiefe Verletzungen, über viele Generationen hinweg. »Kinder tragen die Lasten und Energien ihrer Familie mit.« (Ulsamer 1999, S. 27)

Für Sie als Pflegekraft ist es manchmal kaum nachzuvollziehen, welche Energien in einer Familie wirken und vor allem warum. Was Sie wahrnehmen sind möglicherweise verletzende Verhaltensweisen auf beiden Seiten:

- Die Schwiegertochter, die den bettlägerigen Schwiegervater pflegt, dreht ihn nachts nicht auf die mit Ihnen verabredete Seite und riskiert damit einen Dekubitus.
- Der Sohn wohnt nur wenige 100 Meter vom Pflegeheim entfernt, lässt sich aber so gut wie nie blicken.
- Der Bruder kommt immer wieder zu Besuch, doch der Klient will ihn nicht sehen, mag nicht aufstehen oder brüllt ihn gar an.
- Die Frau ist aufgrund eines Unfalls ein schwerer Pflegefall und ihr Mann besucht sie mit seiner neuen Freundin.
- Der Großvater möchte sich nicht von der Enkelin berühren oder gar waschen lassen. Er lehnt die Körperpflege ab, schlägt um sich.
- Zwei Ehepartner im selben Heim wohnen auf verschiedenen Stationen. Sie sind froh, endlich ihre Ruhe zu haben. Die beiden Kinder sind entsetzt und versuchen immer wieder, die beiden in zwei benachbarte Zimmer zu verlegen.

Als professionell Pflegende tauchen Sie sehr nah in solche Familiensysteme ein und erleben selbstverständlich auch die Missstimmungen. Dass Sie sie erleben dürfen, ist ein Zeichen von Vertrauen und dafür, dass Sie nah am ganzen normalen Alltag der Menschen sind.

Gehen Sie möglichst souverän damit um:

- Erlauben Sie Knatsch zwischen Klienten und Angehörigen und gehen Sie diskret damit um.
- Lassen Sie die Probleme zwischen Angehörigen und Klienten deren Probleme sein.
- In manchen Familien ist Streit das verbindende Element. Sie sind es gewohnt, können damit umgehen und empfinden es weit weniger anstrengend als Außenstehende.
- Versuchen Sie nicht, die Probleme zu lösen. Sie können es nicht.
- Machen Sie sich Luft, beschreiben Sie Ihre Wahrnehmung, wie es Ihnen damit geht und was Sie wünschen: »Herr Struß, ich habe den Eindruck, dass Sie mit Ihrem Bruder im Streit leben. Mir und auch den anderen Klienten fällt es schwer, wenn wir Ihre Streitereien so intensiv und lautstark miterleben. Bitte nutzen Sie Ihr Zimmer zum Streiten.«

- Sprechen (nicht »tratschen«) Sie mit Ihren Kolleginnen, nutzen Sie Dienstbesprechungen, wenn der Knatsch zu viel Raum einnimmt und den Blick verstellt.
- Greifen Sie ein, sobald Sie den Eindruck haben, dass bedrohliche Situationen für den Klienten entstehen. Es ist nicht ungewöhnlich, dass Angehörige bewusst oder unbewusst »Pflegefehler« machen, um noch »offene Rechnungen zu begleichen.«
- Ein Angehöriger ist gesetzlicher Betreuer und Sie haben den Eindruck, dass dies nicht im Sinne des Klienten ist? Sprechen Sie mit den Beteiligten darüber, allerdings ohne Vorwürfe zu machen. Informieren Sie über Alternativen.

20. Tipp: Stellen Sie sich in die Schuhe des Angehörigen

Wir möchten Sie einladen, einen Perspektivenwechsel einzunehmen, sich also in die Schuhe des anderen zu stellen. Denn auch Sie sind Angehörige!
Ein Beispiel:
Meine Oma ist 87, lebt noch allein zu Hause, versorgt sich selbst, fährt täglich Fahrrad, kümmert sich um Ihren Garten, geht gern in die Kirche und häkelt für den Weihnachtsbasar. Im Dezember verkauft sie die Weihnachtsbäume von der Plantage meines Vaters und gibt jedem noch ein Paket selbstgebackenen Braunkuchen mit. Sie liebt es auszufahren, macht regelmäßig Busreisen, vor allem nach Schlesien. Sie geht gerne auf Geburtstage und Feiern und fragt bei jedem Abschied: »Ihr kommt mich doch auch mal wieder besuchen?«
Sie verköstigt so manches Mal den alleinstehenden Mieter in ihrem alten Bauernhaus und telefoniert abends mit ihrer besten Freundin, um sich zu vergewissern, das alles in Ordnung ist. Sie ist ein zäher Mensch, hat schon viele schwere Krankheiten durchgestanden und ist unglaublich aufgeschlossen, interessiert und erkundigt sich liebevoll nach den Freuden und Sorgen anderer Menschen. Sie schaut viel fern und bestellt gerne schöne Kleidung aus dem Katalog.
Sie ist mittlerweile Uroma und erzählt gern von ihren zwei Urenkeln. Ihre Lebenskraft und Zuversicht holt sie sich aus ihrem Glauben und ihr größter Wunsch ist es, eines Tages einfach einzuschlafen. Sie möchte auf keinen Fall ins Altersheim und hofft, dass sie von ihrer Tochter versorgt wird.
Meine Oma ist sehr schlank, seit ich sie kenne. Sie trinkt viel zu wenig und dann noch vorwiegend Kaffee. Sie trägt eine künstliche Blase und ist im Haus vielen Gefahren ausgesetzt: eine viel zu steile Kellertreppe, eine ebenso steile auf den Dachboden, wo sie regelmäßig die Wäsche hinaufträgt. Vermutlich wird Sie irgendwann stürzen.

Warum erzähle ich Ihnen das?
Weil ich als Angehörige Wünsche an Sie als Pflegende haben, falls meine Oma Ihre Unterstützung braucht. Weil ich mir nichts mehr wünsche, als dass Sie meine Oma kennen, ihre Vorlieben, ihre Gewohnheiten, ihre Macken und ihre Abneigungen. Weil ich mir wünsche, dass meine Oma so viel wie möglich von dem, was sie ausmacht, bis zum Ende ihres Lebens leben kann. Weil ich möchte, dass Sie wissen, wie sehr ich meine Oma mag und dass Sie sie auch mögen. Weil ich auf keinen Fall möchte, dass meine Oma zwanghaft mehr essen oder trinken muss, denn mit ihrem Ernährungsverhalten lebt sie seit vielen Jahren erfolgreich. Weil ich erwarte, dass Sie mich als Angehörige in die Pflege einbinden, mich informieren und mit mir gemeinsam überlegen, was bei Problemen zu tun ist. Weil ich von Ihnen erwarte, dass Sie meine Oma mit bestem pflegefachlichen Know-how versorgen und dabei das Menschliche nicht außer Acht lassen.
Was würden Sie sich als Angehörige wünschen?
Denken Sie an einen lieben Menschen und listen Sie auf, was Ihnen wichtig ist. Versuchen Sie den größtmöglichen Teil in Ihrer pflegerischen Tätigkeit den Klienten zugute kommen zu lassen.
Nutzen Sie dieses Wissen, wenn Ihnen morgen ein Angehöriger gegenüber tritt, der einen vermeintlich sonderbaren Wunsch hegt.

3 Tipps für einen erfolgreichen Umgang mit Vorgesetzten

21. Tipp: Sagen Sie, was Sie sich wünschen

Wir leben in einer Gesellschaft und Arbeitswelt, in der es normal ist, nicht zu sagen, was man will oder möchte. Die meisten von uns – speziell Frauen – werden von klein auf so erzogen, dass »sie lieber keine Wünsche äußern«. Die Folge davon ist, dass wir nicht das bekommen, was wir uns wünschen.

Machen Sie es anders als bisher: Sagen Sie klar und konkret, was Sie möchten.

Hier ein paar Beispiele:

- »Ich möchte im nächsten Monat an der Fortbildung Pflegeplanung teilnehmen, weil ich das Gefühl habe, dort noch mehr Input zu bekommen.«
- »Ich warte jetzt zwei Wochen auf die Bewilligung meines Urlaubs, ich möchte bis morgen früh wissen, ob Sie ihn bewilligen oder nicht. Dann kann ich mit meiner Familie planen.«
- »Ich habe mich gestern vollkommen falsch verstanden gefühlt, als Du das mit der Wundversorgung bei Frau M. gesagt hast. Als Du gesagt hast, »dass hier wohl nur Schwachköpfe am Werke sind«, fühlte ich mich mit meiner Fürsorge für Frau M. nicht von Dir gesehen. Ich möchte, dass Du mich um Verzeihung bittest. Dann ist mir wieder wohler, denn ich arbeite gerne mit Dir zusammen.«

22. Tipp: Entdecken Sie Ihre Kompetenzen

Sie wissen, wie gut es tut, wenn Sie mit dem, was Sie gut können, gesehen werden, z. B. in Form eines Lobes oder anderer anerkennenden Worte. Warum also sind Sie damit so sparsam? Für einen erfolgreichen Umgang mit Kollegen, Vorgesetzten und anderen Mitmenschen ist ein wesentlicher Schlüssel die Anerkennung von Kompetenzen. Ein Kompliment zu geben tut beiden Seiten gut.

Einwände sind – wie kann es anders sein – die Sorge, sich mit einem Lob »einzuschleimen«. Diese Sorge ist dann berechtigt, wenn die Anerkennung nicht aufrichtig vermittelt wird, wenn da noch ein »kleiner subtiler Nebenton« mitschwingt.

Gehen Sie so vor:

1. Machen Sie sich Ihre Kompetenzen bewusst.

Sicher haben Sie in einem der folgenden Bereiche eine ausgeprägte Stärke:

- Informiert und wissend sein – Fachwissen haben und nutzen!

- Kreativität – ständig kommen Ihnen neue Einfälle, Sie sind innovativ.
- Werbung – Sie nehmen sich wichtig und all das, was um Sie herum ist. Sie schenken den Dingen »alle Zeit der Welt« und möchten gerne gesehen werden.
- Strategie und Planung – Sie denken strategisch und setzen Prioritäten. Sie können gut delegieren, da sie auch Arbeit abgeben können.
- Organisation – Sie können sehr gut organisieren und planen.
- Umsetzen – Sie sind der geborene Umsetzer, alles was ansteht, wird von Ihnen erledigt.
- Kontrolle – Sie überwachen und kontrollieren gut und gerne.
- Unterstützen – Sie unterstützen andere gerne und sind die soziale Ader des Teams. (vgl. Tscheuschner & Wagner 2008)

23. Tipp: Setzen Sie Ihre pflegerischen Kompetenzen ein

»Pflegerische Kompetenz zeigt sich insbesondere in der Diagnose, Planung und in der Gestaltung des Pflegeprozesses und erfordert die Anwendung der für diese Disziplin spezifischen Einsichten, Kenntnisse und Fähigkeiten. Pflegefachkompetenz drückt sich aus

- im Erkennen von pflegerischem Hilfebedarf im Kontext der individuellen Lebensgestaltung (Fachwissen zu den Expertenstandards, zur Potenzialerkennung und zum Risikoassessment);
- durch Planung, Durchführung, Dokumentation und Bewertung einer Pflegesituation unter persönlichkeitsspezifischen, prophylaktischen, kurativen und rehabilitativen Gesichtspunkten;
- im Erkennen von krankheitsbedingten Abweichungen sowie der Einleitung und Durchführung angemessener Hilfen;
- durch Gestaltung der Pflegebeziehung und der Pflegesituation im (institutionellen) Lebensraum des (alten) Menschen;
- im Erkennen und Mobilisieren von Ressourcen im privaten Umfeld;
- durch Koordination und Kooperation mit anderen am Pflegeprozess beteiligten Berufsgruppen.« (Messer, 2008, S. 21.)

24. Tipp: Entdecken Sie Ihre Stärken

Wo sind Ihre Stärken? Sehen Sie sich einmal die nächsten Aussagen an. Glauben Sie nicht auch, dass Sie diese bejahen können?

- Ich kann sehr gut, schnell und sorgfältig Medikamente richten.

- Ich bin sehr analytisch, eine genaue, handlungsleitende Pflegeplanung fällt mir leicht.
- Wenn Bewohner sterben, kann ich ihnen und ihren Angehörigen sehr nah sein und Trost spenden.
- Die Menschen mit Demenz lieben mich – ich kann mich gut auf sie einlassen.
- Wenn es darum geht, im Team bei Konflikten zu vermitteln, werde ich immer dazu geholt. Ich habe eine neutrale Ader.
- Neuerungen, wie z. B. die Expertenstandards mit ihren Konsequenzen, mag ich, da gibt es etwas umzusetzen. Ich kann dann auch die nächsten Schritte planen und bin aktiv im Qualitätszirkel.

Wenn Sie sich Ihrer eigenen Stärken bewusst sind, können Sie selbstbewusster durch den Alltag gehen. Sie können Kollegen und Vorgesetzten Freude bereiten, indem Sie großzügig mit Anerkennung für andere umgehen.

25. Tipp: Sparen Sie nicht mit Anerkennung

Schenken Sie Anerkennung. Scheuen Sie sich nicht, Ihrer Vorgesetzten zu sagen, was Sie von ihr halten.

- »Ich bewundere, wie gelassen Sie bleiben, wenn der Dienstplan wieder mal aus dem Ruder gerät.«
- »Toll, wie Sie es schaffen, dass wir eine volle Runde hier am Tisch sind. Von jedem Wohnbereich ist jemand da – dank Ihrer Motivation.«
- »Das hat mir gut getan, wie ruhig Sie mir diese Risikoskala erklärt haben. Ich konnte mich dadurch gut konzentrieren.«
- »Frau L., es ist unglaublich, wie Sie der Angehörigen von Frau P. den Wind aus den Segeln nehmen. Sie ist so entspannt, wenn Sie ihr zuhören. Wie machen Sie das?«

Lassen Sie sich überraschen, welche Wirkung Sie damit erzielen. Andere werden sich gern in Ihrer Nähe aufhalten und Sie werden ein gesuchter Gesprächspartner. Nicht, weil Sie sich einschleimen, sondern weil Sie in der Lage sind, anderen Anerkennung zu geben.

26. Tipp: Bleiben Sie locker – auch bei Kritik

Sie werden kritisiert, es sagt Ihnen jemand, was er an Ihrer Arbeit oder an Ihnen nicht mag. Sie möchten am liebsten im Erdboden versinken, die Tränen kommen. Sie haben Angst, dass man Sie nicht mehr mag.
Anschließend fühlen Sie sich vielleicht ungerecht behandelt, ziehen sich zurück ins »Schneckenhaus« oder starten die große Retourkutsche.
In unseren täglichen Beziehungen erleben wir es als trennend, wenn wir Vorwürfe, Angriffe, Beleidigungen, Unterstellungen, Übertreibungen, Schuldzuweisungen kassieren Auch sogenannte gute Ratschläge und negative Kritik wirken trennend und verletzend.
Schon als Kinder lernen wir, dass »Mama erst zufrieden« ist, wenn wir aufgegessen haben, etc. Im Gegenzug lernen wir, dass es Mama schlecht geht, wenn wir nicht nett sind. Ein leider sehr einfacher Weg, sich verantwortlich für die Gefühle anderer zu fühlen.
Wenn Sie etwas erleben, was schmerzliche Gefühle in Ihnen wachruft, dann sind Sie meist damit beschäftigt, dem anderen die Schuld bzw. die Verantwortung daran zu geben:

- »Weil Du so spät kommst, habe ich Stress!«
- »Ich mache hier die ganze Arbeit und Du vertreibst Dir die Zeit im Dienstzimmer. Deshalb habe ich so viel zu tun und fühle mich ganz elend!«

Hier liegt einer der Schlüssel für einen anderen Umgang mit Kritik. Erkennen Sie den Teufelskreis: »Einen anderen Menschen zu beschuldigen oder zu schädigen, ist eine Strategie, die wir zur Linderung unserer Gefühle der Machtlosigkeit und Verletztheit einsetzen.« (Bryson 2006, S. 88)
Hier kommen die Prinzipien und Annahmen der gewaltfreien Kommunikation das erste Mal ins Spiel. Dieses Modell hilft Ihnen dabei, einfühlsam zu kommunizieren. Marshall Rosenberg gilt als Begründer der gewaltfreien Kommunikation. Er sagt: »Für die meisten von uns ist es schwierig, Menschen und deren Verhalten in einer Weise zu beobachten, die frei ist von Verurteilung, Kritik oder anderen Formen der Analyse.« (Rosenberg 2002, S. 44)
Gerade Pflegekräften liegt ja das »Analysieren« im Blut. Es ist ihnen zur Gewohnheit geworden, Menschen mit ihrem Verhalten sofort zu beurteilen bzw. zu bewerten. Doch das macht unfrei. Wenn Sie damit aufhören, können Sie selbst die Verantwortung für Ihre Gefühle übernehmen.

Machen Sie es sich leicht, wenn Sie Kritik hören:
Fragen Sie sich das nächste Mal: »Was genau empfinde ich als schlimm, wenn der andere eine andere Auffassung von bestimmten Dingen oder Situationen hat?«
Hören Sie genau hin – Gibt es vielleicht einen Anlass, dass die Kritik berechtigt sein könnte? Vielleicht liegt in Ihrem Verhalten etwas, was anders hätte gemacht werden können. Seien Sie offen, und signalisieren Sie: »Da ist was Wahres dran. Es stimmt schon, dass ich an manchen Tagen so streng gucke (die Wäsche nicht ganz ordentlich sortiere, den Eintrag in den Pflegebericht unleserlich geschrieben habe etc.).«
Denken Sie darüber nach: »Wir müssen nicht immer der gleichen Meinung sein, um gemeinsam gut leben und arbeiten zu können. Im Gegenteil: Wenn wir immer der gleichen Meinung wären, dann wären Langeweile und Stillstand die Folge.«
Atmen Sie ein paar Mal ruhig durch!
Nehmen Sie die **Kritik nicht persönlich.** Nicht Sie als Mensch sind kritisiert worden, sondern ein Verhalten, das Sie gezeigt haben. Unterscheiden Sie zwischen der persönlichen Ebene und der Sachebene.
Benennen Sie, was Sie fühlen. Sie brauchen sich nicht zu verteidigen oder zu rechtfertigen. Viel gekonnter ist es, zu sagen, wie es einem mit dem Gehörtem geht. »Wenn Sie zu mir sagen, ich habe den Dienstplan nicht so geschrieben, wie Sie ihn wollten und dass Sie mit mir unzufrieden sind, bin ich traurig und frustriert. Es tut mir leid, dass ich es nicht so gemacht habe, wie Sie es sich wünschen. Ich bitte Sie, mir noch einmal zu zeigen, was ich bedenken soll.«
Es gibt keine Fehler – nur Feedback. Wenn Sie gleich denken, dass Sie einen Fehler gemacht haben, oder versagt haben, dann bewerten Sie höchstwahrscheinlich diese Kritik zu hoch. Nutzen Sie die Kritik als Feedback! Entwickeln Sie Freude und Neugier, aus dieser Situation noch weiter zu lernen. Eine Korrektur ist hilfreich.
Bedenken Sie die Absicht hinter den Worten des Gegenübers: Fühlen Sie sich in Ihr Gegenüber ein und unterstellen Sie ihm eine gute Absicht. Oft ist es so, dass sich Ihr Gegenüber ein wichtiges, für ihn sinnvolles Bedürfnis, erfüllt. Auch wenn seine Strategie, dieses Bedürfnis auszudrücken, Ihnen nicht erfolgreich scheint, gehen Sie davon aus, dass ihm keine andere Strategie zur Verfügung stand.

27. Tipp: Führen Sie ein gutes Kritikgespräch

Vier wichtige Elemente gehören zu einem guten Kritikgespräch. Das gilt für Sie, wenn Sie eines führen müssen. Das gilt ebenfalls, wenn Sie kritisiert werden.
1. Sachlichkeit: die Arbeit kritisieren, nicht die Person, keine Übertreibungen.

2. **Schonend**: Gespräch unter »vier Augen« führen, nicht nur Kritik, sondern auch das Positive anmerken, ohne Verletzung des Selbstwertgefühls, den Mitarbeiter (Kollegen) Stellung beziehen lassen
3. **Konstruktiv**: Fehlerursachen analysieren, gemeinsam überlegen
4. **Positiv**: Kritik mit versöhnenden Worten beenden, Vertrauen erkennen lassen. (vgl. Sohr et al. 2006, S. 32)

28. Tipp: Ein ehrliches »Nein«, ein ehrliches »Ja«

Sie haben frei, wollen den Tag in Ruhe beginnen lassen, sich mit einem alten Freund treffen, doch plötzlich klingelt das Telefon. Ihre Wohnbereichsleitung ist am Apparat: »Könntest Du heute einspringen? Markus und Luise haben sich krank gemeldet. Ich weiß nicht, wie ich den Dienst abdecken soll!«

Selbstverständlich wissen Sie, wie es ist, mit zu wenig Personal Klienten versorgen zu müssen. Das bedeutet jede Menge Stress, den Sie Ihren Kollegen nicht antun wollen. Außerdem wissen Sie, dass andere auch schon oft eingesprungen sind. Was ist, wenn Sie demnächst krank sind und keiner einspringen will? Außerdem wollten Sie einen Urlaubsantrag stellen und da könnte es ein Trumpf sein, dass Sie eingesprungen sind, nicht wahr?

Andererseits haben Sie sich seit Tagen auf den freien Tag gefreut und ärgern sich, dass Sie überhaupt ans Telefon gegangen sind. Ein innerliches »Nein« wird schnell zum »Jain« und kommt am anderen Ende als »Ja« an. »Na gut, ich komme!«

Sie gehen zum Dienst, haben schlechte Laune, die von Kollegen, Klienten und Angehörigen zu spüren ist. Sie sagen sich innerlich »Was für ein Sch...tag«

Was macht es zu einem Sch...tag? Sie haben sich nicht entschieden. Weder für ein ehrliches »Ja« noch für ein ehrliches »Nein«. Sie machen Ihren Dienst mit einem inneren »Nein«. Ein ehrliches »Nein« wäre gewesen: »Ich habe mich auf diesen Tag unglaublich gefreut und brauche Ihn, um Energie zu tanken. Gerne springe ich beim nächsten Mal wieder ein, heute nicht.«

Ein **ehrliches »Ja«:** »Ich hatte etwas anderes vor, aber das ist nicht so schlimm. Das kann ich verschieben. Ich will die anderen nicht hängen lassen und bin mit guter Stimmung da.«

- Die Entscheidung für ein Ja oder Nein liegt bei Ihnen selbst, ebenso die Verantwortung für die Konsequenzen. Ist Ihnen das bewusst, können Sie wählen: Können Sie mit der möglichen Konsequenz eines »Neins« leben? Wenn nicht, dann entscheiden Sie sich für ein »Ja«, aber ganz und gar.

- Für Vorgesetzte ist ein »Nein« im ersten Moment oft unbequem. Langfristig brauchen sie allerdings Mitarbeiter, auf die sie sich verlassen können und die sie beim Wort nehmen können. Sie müssen wissen, was ihre Mitarbeiter können, was sie sich zutrauen, was sie wollen und was nicht, um die Kompetenzen aller Mitarbeiter möglichst gut einzubinden.
- Manchmal gibt es für ein »Ja« noch einen Wunsch, ein Bedürfnis auf Ihrer Seite. Lassen Sie dies Ihre Vorgesetzte wissen. In Ihrem Unternehmen wird vielleicht eine neue Pflegedienstleitung gesucht und die Heimleitung fragt Sie. Sie möchten diese Position gern haben, spüren aber, dass Sie noch Input brauchen, um die Aufgabe verantwortungsvoll zu erfüllen, eine Weiterbildung zur Pflegedienstleitung, eine Fortbildung zum Thema »Führungsverhalten« oder »Schreiben von Pflegeplanung« oder was auch immer. Lassen Sie Ihren Vorgesetzten wissen, unter welchen Bedingungen Sie ein ehrliches »Ja« sagen können.

29. Tipp: Bitten Sie um Hilfe

»Das schaffst Du schon!« – »Ein Indianer kennt keinen Schmerz!« – »Im Leben kriegt man nichts geschenkt.« Das sind Sprüche, die uns ermutigen sollen, unsere Energien zu bündeln und Kräfte zu sammeln. Als Pflegekraft sind Sie häufig Situationen ausgesetzt, die Sie an Ihre Grenzen bringen:

- Sie nehmen die Körperpflege an einem Klienten vor, der oft und ohne ersichtliche Vorwarnung um sich schlägt.
- Sie begleiten einen Menschen beim Sterben, der furchtbare Angst hat.
- Aufgrund eines hohen Krankenstandes versorgen Sie die Klienten mit viel zu wenig Personal.
- Sie haben eine halbe Stelle, sind alleinerziehend und wissen nicht, wie Sie mit dem Geld auskommen sollen.
- Ihre körperliche Verfassung lässt es eigentlich nicht zu, den Transfer des stark übergewichtigen Klienten zu übernehmen.
- Sie stellen sich immer wieder auf neue Formulare und gesetzliche Anforderungen ein.

Sie sind es gewohnt, diese Herausforderungen zu meistern und irgendwie schaffen Sie es ja auch immer wieder. Doch mit Unterstützung und angemessener Hilfe würde vieles leichter gehen! Außerdem wirken Sie dann nicht wie »Miss oder Mister Universum« und achten auf mögliche Überforderungen. Die machen auf die Dauer krank. Bitten Sie stattdessen um Hilfe:

- Trauen Sie sich, gegenüber Vorgesetzten aufrichtig und selbstbewusst um Hilfe zu bitten.
- Bereiten Sie sich darauf vor, um Hilfe zu bitten: Ruhig durchatmen, aufrecht stehen und den Hilfewunsch in Gedanken noch einmal klar formulieren.
- Wählen Sie einen guten Moment und den passenden Rahmen aus, um Ihre Vorgesetzte um Hilfe zu bitten. Ihr Gegenüber sollte in einer relativ entspannten Verfassung sein: Wählen Sie ein Vier-Augen-Gespräch; bringen Sie zwei Tassen Tee mit; fragen Sie, ob es gerade passt bzw. vereinbaren Sie einen Gesprächstermin;
- Zeigen Sie, dass Sie die Kompetenz Ihrer Vorgesetzten schätzen, wenn es heißt, Ideen zu entwickeln. Z. B. »Mir tut nach der Pflege von der übergewichtigen Dame aus Zimmer 103 jedes Mal unglaublich der Rücken weh. Könnten Sie mir zeigen, wie ich den Transfer noch rückenschonender vornehmen kann?«
- Benennen Sie konkret, wobei Sie Hilfe benötigen. »Ich habe Angst vor Herrn S. Mir zittern schon die Knie, bevor ich nur reingehe. Ich weiß nicht, wie ich ihn pflegen soll. Haben Sie eine Idee, was ich anders machen kann?«
- Bieten Sie selbst Unterstützung an. Überlegen Sie, was Sie im Tausch anbieten können. Schlagen Sie einen Handel vor. »Ich komme mit Herrn S. nicht zurecht, dafür habe ich aber einen guten Draht zu Frau M., mit der viele Probleme haben. Vielleicht könnte ich mit Kollegin XY tauschen.«
- Nehmen Sie die angebotene Unterstützung an und bedanken Sie sich dafür. Statt »Lass mal, das kriege ich schon hin«, sagen Sie: »Danke für das Angebot, das tut gut, ich nehme es gern an.«
- Bedenken Sie: Manchmal bitten Sie um etwas, was Ihre Vorgesetzte auch nicht besser kann. Das kann für Vorgesetzte unangenehm und peinlich sein. Sie bitten z. B. um Unterstützung beim Schreiben der Pflegeplanung und die Vorgesetzte reagiert barsch. Möglicherweise weiß Sie es selbst nicht genau und mag es nicht eingestehen. Deshalb überlegen Sie, wer der beste Ansprechpartner für Sie ist, damit Sie die nötige Unterstützung auch bekommen.

30. Tipp: Übernehmen Sie Verantwortung für Ihre Fehler

Fehler sind Alltag, sie runden unser Leben ab und bieten viele Chancen. Zur Einstimmung soll eine kleine Geschichte zum Umgang mit Fehlern aus Südafrika dienen:

»Verzeihen ist die größte Heilung…

Wenn ein Stammesmitglied der Babemba aus Südafrika ungerecht gewesen ist oder unverantwortlich gehandelt hat, wird er in die Dorfmitte gebracht, aber nicht daran gehindert wegzulaufen. Alle im Dorf hören auf zu arbeiten und versammeln sich um den »Angeklagten«. Dann erinnert jedes Stammesmitglied, ganz gleich welchen Alters, die Person in der Mitte daran, was sie in ihrem Leben Gutes getan hat.
Alles, an das man sich in Bezug auf diesen Menschen erinnern kann, wird in allen Einzelheiten dargelegt. Alle seine positiven Eigenschaften, seine gute Taten, seine Stärken und seine Güte werden dem ›Angeklagten‹ in Erinnerung gerufen… Die einzelnen Geschichten über diese Person werden mit absoluter Ehrlichkeit und großer Liebe erzählt. Es ist niemandem erlaubt, das Geschehene zu übertreiben, alle wissen, dass sie nichts erfinden dürfen.
Niemand ist bei dem, was er sagt, unehrlich und sarkastisch.
Die Zeremonie wird so lange fortgeführt, bis jeder im Dorf mitgeteilt hat, wie sehr er diese Person als Mitglied der Gemeinde schätzt und respektiert. Der ganze Vorgang kann mehrere Tage dauern. Am Ende wird der Kreis geöffnet, und nachdem der Betreffende wieder in den Stamm aufgenommen worden ist, findet eine fröhliche Feier statt.« (Birkenbihl 2001, S. 116)
Für unsere Kultur ist das ein ungewöhnlicher Umgang mit Fehlern. Wir haben von klein auf gelernt, Fehler zu vermeiden bzw. uns schuldig zu fühlen, wenn wir sie doch machen. Mit dieser Haltung fällt es uns schwer, Fehler einzugestehen. An jedem Fehler haftet der Makel von »Schuld und Scham«. Wir möchten sie am liebsten ungeschehen machen, nicht wahrhaben wollen und haben Angst, sie anderen gegenüber einzugestehen.
Wir alle machen Fehler, jeden Tag. Viele kleine Missgeschicke mit wenig Wirkung und manchmal mit erheblichen Folgen. Fehler sind menschlich, sie zeigen uns, dass wir auf dem Weg sind, uns weiterzuentwickeln. Der Stamm in Südafrika ist offensichtlich weiter als die hochgelobte westliche Zivilisation. Davon können Sie lernen und profitieren.

31. Tipp: Erlauben Sie sich Fehler

Erlauben Sie sich, Fehler zu machen und unterscheiden Sie kleine Missgeschicke von Fehlern mit schwerwiegenden Folgen. Besonders Frauen haben die Gabe, Missgeschicke zu dramatisieren und ihnen eine Aufmerksamkeit zu geben, die völlig unangemessen ist.

- Wenn Sie einen Fehler gemacht haben, erinnern Sie sich an die Geschichte aus Südafrika und tun Sie für sich in kleinem Rahmen das, was in der Geschichte in der großen Zeremonie stattfindet. Verzeihen Sie sich Ihren Fehler und stärken Sie sich an dem, was Sie bereits Wunderbares bei der Arbeit, bei Klienten, Angehörigen und Kollegen bewirkt haben.
- Stehen Sie aufrichtig zu einem gemachten Fehler. Dann sind Sie im Kopf frei, um nach Lösungen zu suchen, um es »ausbügeln«, um »schlimmere Folgen« zu vermeiden.
- Sprechen Sie Fehler gegenüber Vorgesetzten offen an. In der Regel wird Ihnen kein Vorgesetzter unterstellen, dass Sie es absichtlich getan haben. Nutzen Sie die Kompetenz Ihres Vorgesetzten, um künftig diesen Fehler zu vermeiden.
- Fehler zeigen an, dass etwas fehlt. Ein Fehler kann ein Anzeichen dafür sein, dass in der Organisation von Arbeitsabläufen, in der Dokumentation oder etwas anderem noch Strukturen oder Wissen fehlen. Z. B. wird einer Ihrer Klienten wegen einer Operation ins Krankenhaus gebracht und kehrt mit einem Dekubitus 3. Grades zurück. Leider können Sie nicht genau nachweisen, wie es vor dem Krankenhausaufenthalt war, da Sie die Dokumentation nicht genau genug geführt haben und nicht ersichtlich ist, welche Maßnahmen Sie zur Dekubitusbehandlung durchgeführt haben. Der »Fehler« zeigt an, dass Unsicherheiten im Umgang mit der Dekubitusprophylaxe und chronischen Wunden bestehen. Möglicherweise ist eine Schulung nötig oder der hauseigene Standard muss entsprechend überarbeitet werden.
- Verzeihen Sie die Fehler anderer: Auch Vorgesetzte machen Fehler und es fällt ihnen oft noch schwerer, diese gegenüber ihren Mitarbeitern einzugestehen.

32. Tipp: Stellen Sie sich in die Schuhe Ihrer Vorgesetzten

»Großer Geist, bewahre mich davor, über einen Menschen zu urteilen, ehe ich nicht eine Meile in seinen Mokassins gegangen bin." Diese indianische Weisheit sollten Sie auch auf Ihre Vorgesetzten anwenden, wenn Sie deren Verhalten unmöglich finden oder einfach nicht verstehen können, warum sie so handeln.
Was steckt hinter dieser Weisheit? Ganz einfach: Sie können nicht über einen anderen urteilen, weil Sie sein Leben nicht leben, sondern es nur von außen wahrnehmen.

Die Schuhe des anderen sind eine der Techniken des NLP (Neurolinguistisches Programmieren)[1]. Es ist eine einfache und doch wirksame Methode, um den Wechsel der Wahrnehmungen vorzunehmen.
Es gibt aus Sicht des NLPs drei Wahrnehmungspositionen, von denen jede Position gleichermaßen wichtig ist, da sie bestimmte Aufgaben erfüllt[2]:

1. **Wahrnehmungsposition (ICH):** Von hier aus erleben und empfinden Sie die Welt aus Ihrer eigenen Perspektive, aus Ihrem Blickwinkel. Hier stehen Ihre eigenen Gefühle und Bedürfnisse im Zentrum.
Zum Beispiel: »Ich finde es einfach blöd, dass ich schon wieder angerufen werde, um einzuspringen. Ich habe keine Lust.«

2. **Wahrnehmungsposition (DU):** Wenn Sie sich in diese Position begeben, empfinden Sie die Situation aus Sicht einer anderen Person. Also z. B. aus Sicht des Vorgesetzten. Diese Position hilft Ihnen, sich in andere Menschen und deren Gefühle hineinzuversetzen.
Zum Beispiel: »Ich spüre, dass meine Vorgesetzte gerade keine Ahnung hat, wie sie den Dienst abdecken soll und sich um die Klienten sorgt.«

3. **Wahrnehmungsposition (Beobachter):** Von hier aus betrachten Sie analytisch und beobachtend die Situation, quasi als unbeteiligter Dritter ohne emotionale Beteiligung. Mit einem »klaren Kopf« gewinnen Sie andere Informationen, die Sie in der 1. oder 2. Position nicht wahrnehmen können.
Zum Beispiel: »Von außen betrachtet wird deutlich, dass es sowohl der Mitarbeiterin (mir) als auch der Vorgesetzten unangenehm ist. Die Vorgesetzte muss den Dienst abdecken und weiß, dass sie ihre Mitarbeiterin aus dem Urlaub holt. Die Mitarbeiterin hat keine Lust, möchte aber natürlich die Kollegen und Klienten nicht hängen lassen. Beide sind mit guter Absicht unterwegs. Vielleicht wäre ein Deal zwischen beiden möglich.«

Je flexibler Sie darin sind, diese verschiedenen Positionen einzunehmen, desto erfolgreicher können Sie z. B. schwierige Situationen mit anderen meistern.

---

1 NLP ist ein Kommunikationsmodell, das auf Erkenntnissen der Gehirnforschung (Neuro), der Sprachwissenschaft (Linguistik) und der Verhaltenswissenschaft (Programmieren) beruht. Es beinhaltet eine Vielzahl von effektiven und leicht umsetzbaren Techniken, die die Kommunikation in Beruf und privaten Alltag erleichtern. Die Begründer sind John Grinder und Richard Bandler.

2 Mehr Informationen zum Wahrnehmungspositionswechsel finden Sie in Feustel 2006, S. 122 ff.

33. Tipp: Wechseln Sie die Positionen

Schlüpfen Sie bewusst in alle der o. g. drei Positionen hinein. So bekommen Sie mehr Verständnis für alle Beteiligten: Sie erlauben sich Ihren eigenen Frust, können die Vorgesetzte besser verstehen und finden als Beobachterin vermutlich noch ganz neue Lösungen:

- Nehmen Sie sich Zeit, um die verschiedenen Positionen einzunehmen, fühlen Sie sich hinein und zeigen Sie Ihrer Vorgesetzten, dass Sie ihre Position verstehen können, machen Sie aber auch Ihre eigene deutlich. Suchen Sie nach dem Verbindenden, z. B. der Sorge um die Klienten, um sich anzunähern.
- Holen Sie im Konflikt einen unbeteiligten Dritten (Kollegen) dazu, der die 3. Position des Beobachters übernehmen kann.
- Spielen Sie die Positionen für sich durch: Sie können die Positionswechsel zunächst allein üben und so entspannter und mit klarerem Kopf auf Vorgesetzte zugehen. Dabei können Plätze im Raum (z. B. je ein Stuhl) für jede Position hilfreich sein. Setzen Sich auf den jeweiligen Stuhl und nennen bzw. schreiben Sie Ihre unterschiedlichen Wahrnehmungen auf. Wechseln Sie ruhig mehrmals die Plätze.

34. Tipp: Machen Sie Personalentwicklungsgespräche effektiver

Das alljährliche Mitarbeitergespräch ist für viele ein Gräuel. Dabei ist es ein direkter Weg zu Ihrem Vorgesetzten. Hier können Sie getrost unter vier Augen sagen, was los ist. Ihr Vorgesetzter nimmt sich Zeit, das Gespräch ist geplant, Sie gestalten es beide – was kann es besseres geben?
Also:
Zeigen Sie Ihre Stärken und Noch-Nicht-Stärken ehrlich auf.
Seien Sie selbstbewusst und benennen Sie von sich aus, wo Sie sich noch verbessern können. Schlagen Sie z. B. Fortbildungen oder andere Maßnahmen der persönlichen Weiterbildung vor, die zu Ihrem eigenen Karriereweg passen.
Sagen Sie, was Sie brauchen und was Sie stört.
Hören Sie zu, was Ihr Vorgesetzter von seinen Beobachtungen und Wahrnehmungen berichtet. Fassen Sie zusammen, was Sie gehört haben und erzählen Sie, wie es Ihnen damit geht.
Bitten Sie um Anerkennung, wo Sie sie nicht bekommen haben.
Geben Sie Rückmeldung. Sie können selbstverständlich auch sagen, wie es Ihnen mit Ihrem Vorgesetzten geht.

4 Tipps für einen erfolgreichen Umgang mit Ärzten

35. Tipp: Drücken Sie Ihre Wertschätzung aus

Die Beziehung zwischen Arzt und Pflegekraft ist nicht immer so rosig wie in der Schwarzwaldklinik. Im Alltag gibt es oft Frust und Ärger. Für die Qualität der Pflege und der medizinischen Versorgung ist die gute Beziehung zwischen dem Arzt und Ihnen als Pflegekraft von entscheidender Bedeutung.
Wie erreichen Sie das?
Eine von vielen Möglichkeiten ist es, dem Arzt gegenüber ganz deutlich zu machen, dass Sie seine Kompetenzen anerkennen, ihn also wertschätzen. Das ist keine Bauchpinselei sondern ein wertschätzender Umgang.
Hier ein paar Beispiele:

1. Der Arzt wird über Telefon zur Visite gebeten.
»Altenheim zum Guten Hirten, Wohnbereich 3, Berta Schmidt. Herr Dr. Meyer, Sie waren letztes Mal so schnell bei uns, als es einen Notfall bei Frau Grünschnabel gab. Damit haben Sie unsere Arbeit sehr unterstützt. Jetzt hat Frau Grünschnabel in 3 Stunden hohes Fieber entwickelt und sie erbrach sich heute Vormittag schon 2 Mal. Ich bitte Sie, es möglich zu machen, dass Sie heute noch kurz bei ihr vorbeischauen. Wann passt es Ihnen?«

2. Bei der Visite:
»Frau Dr. Müller, bei Ihrem letzten Besuch haben Sie Frau Reisenberger so viel Vertrauen eingeflößt. Haben Sie das gemerkt? Sie war noch Stunden danach ganz beruhigt und sprach gar nicht mehr von ihrer Verdauung. Sie haben ein feines Händchen, wenn es darum geht, den alten Menschen die Angst zu nehmen.«
Wir sind es leider nicht gewohnt, Komplimente zu machen. Schade, oder? Denn sie öffnen Türen zwischen und Menschen. Da die Tür zum Hausarzt oft verschlossen ist, nutzen Sie einfach diesen Weg!

36. Tipp: Begegnen Sie einander auf Augenhöhe

Viel zu oft machen sich Pflegekräfte vor den Ärzten klein. Das ist nicht sinnvoll. Natürlich haben Ärzte in unserer Gesellschaft einen sehr hohen Status, höher als

etwa der einer Pflegekraft. Sie haben auch mehr medizinisches Wissen – keine Frage, schließlich haben sie studiert.
Aber: Sie sind beide, als Arzt und Pflegekraft, wesentliche Teile des interdisziplinären Teams Ihrer Klienten. Der eine kann nicht ohne den anderen.
Bekannt ist, dass Menschen, also auch Ärzte, nicht von heute auf morgen ihr Verhalten verändern. Noch weniger tun Menschen das, wenn ihnen gar nicht bewusst ist, dass sie möglicherweise ein Verhalten haben, mit dem andere nicht so recht klarkommen.
Was bleibt Ihnen anderes übrig, als Ihr eigenes Verhalten zu ändern. Eine wirksame Intervention ist hier die Begegnung auf Augenhöhe. Nennen Sie dem Arzt Ihre Kompetenzen und Stärken. Dann erst kann er wissen, was Sie »alles drauf haben«.

Hier zwei Beispiele:
»Guten Tag, Frau Dr. Müller. Ich möchte mich Ihnen vorstellen: Ich bin die frisch ausgebildete Wundmanagerin des Hauses und begleite meine Kollegen ab jetzt bei den Visiten, wenn es um Wunden geht. Ich freue mich auf eine erfolgreiche Zusammenarbeit. Da wir den neuen Expertenstandard »Pflege von Menschen mit chronischen Wunden« bei uns eingeführt haben, stelle ich Ihnen jetzt noch unsere Wunddokumentation vor. Wir wünschen uns, dass wir diese mit Ihnen gemeinsam durchführen.«
»Herr Dr. Müller, ich spreche mich ganz entschieden gegen die Verordnung der Zinksalbe bei Frau Schlussnuss als Dekubitusprophylaxe aus. Die Wirkung ist kontraproduktiv. Die Salbe verschließt die Haut und macht uns eine Hautbeobachtung schwer möglich. Die Dekubitusprophylaxe ist primär pflegerische Aufgabe, ich zeige Ihnen gerne, was wir derzeit als Prophylaxe durchführen.«
Lassen Sie sich nicht verschrecken und seien Sie stolz auf Ihr Wissen. Es gibt im Kontakt mit Ärzten immer einen gemeinsamen Nenner, nämlich den Klienten, setzen Sie diesen als »Joker« ein.

37. Tipp: Stellen Sie sich in die Schuhe des Arztes

Unser Nachbar ist Hausarzt. In einem privaten Gespräch über den Zaun hinweg wurde deutlich, welchen Herausforderungen er täglich ausgesetzt ist. Wir denken, dass dieses Wissen Verständnis schafft, wenn Sie sich dies als Pflegende bewusst vor Augen halten:

- Jeder Arzt hat tagtäglich eine große Zahl von Patienten zu versorgen. Er muss innerhalb kürzester Zeit diagnostizieren, sich immer wieder auf ein anderes

Gegenüber einstellen. Hinzu kommt ein hoher Anteil an administrativen Tätigkeiten.

- Jeder Arzt hat täglich hypochondrische Menschen im Wartezimmer sitzen, die die Zeit für tatsächliche Patienten blockieren. Die Wartezimmer sind voll, das Telefon klingelt unablässig und eigentlich würde sich der Arzt gern viel mehr Zeit nehmen.
- Die Anrufe aus Pflegeeinrichtungen kommen meist unverhofft und nicht immer sitzt am anderen Ende eine Pflegekraft, die klar und präzise erklären kann, worum es geht.
- Der Arzt fühlt sich zerrissen zwischen seinen Patienten in der Praxis, den Hausbesuchen und Visiten in Pflegeeinrichtungen. Er muss ständig prüfen, was die höchste Priorität hat.
- In der Medizin gibt es ständig neue Erkenntnisse und es ist für ihn kaum möglich, auf dem Laufenden zu bleiben. Gerade als Hausarzt braucht er einen guten Überblick über unterschiedlichste Krankheiten, Symptome, diagnostische Möglichkeiten, Medikamente und ihre Nebenwirkungen. Da ist er froh über kompetente Pflegekräfte, die in ihrem Fachgebiet up to date sind und ihr Wissen einbringen.
- Er ist Arzt aus Leidenschaft und liebt seine Arbeit und er weiß um die hohen Anforderungen für Pflegende und die viel zu schlechte Bezahlung.

38. Tipp: Der Ton macht die Musik

Erinnern Sie sich noch an früher, als Sie unbedingt etwas wollten, was Ihre Eltern nicht wollten? Sie wollten länger aufbleiben, vor dem Mittagessen ein Eis haben, eine Hausarbeit nicht machen oder mit der Freundin einfach länger spielen.
Sicherlich waren Sie so manches Mal erfolgreich und haben ganz gezielt Strategien genutzt, um Ihre Eltern zu überzeugen. Sie wussten, wie Sie mit Ihrem Vater und wie Sie mit Ihrer Mutter sprechen mussten, um zum Ziel zu kommen. Sie wussten, wie die Eltern emotional tickten und auf welche Signalwörter sie reagierten und was noch wichtiger war: Sie haben sich einfach etwas gewünscht und das auch noch klar gesagt.
Sie haben also schon seit vielen Jahren alle Kompetenzen in sich, um andere für sich und Ihre Wünsche zu gewinnen. Sie müssen einfach darauf achten, den richtigen Ton zu treffen.

39. Tipp: Formulieren Sie klar und deutlich

- Formulieren Sie klar und deutlich, was Sie wünschen: »Herr Dr. Martin, Frau Wedekind klagt seit 7:00 Uhr über starke Schmerzen im linken Bein, ohne dass es eine erkennbare Ursache gibt. Ich brauche Ihre Einschätzung, kommen Sie bitte im Laufe des Vormittages vorbei.«
- Lernen Sie die Sprache Ihres Arztes und achten Sie darauf, welche bestimmten Wörter, Sprichwörter und individuellen Aussprüche oder Signalwörter er benutzt. Nutzen Sie eine ähnliche Sprache und Ihr Gegenüber hat den Eindruck »Wir verstehen uns«.
- Fassen Sie zusammen, was Sie verstanden haben. Das zeigt, dass Sie mit Ihrer Aufmerksamkeit da sind. »Herr Dr. Martin, habe ich richtig verstanden, dass Sie der Meinung sind, dass Frau Wedekinds Schmerzen keine organische Ursache haben können?«
- Zeigen und benennen Sie Verständnis für die Situation des Arztes. »Herr Dr. Wegner, mir ist bewusst, dass Sie gestern schon hier waren und viele Patienten zu versorgen haben. Sicherlich müssen Sie dort immer wieder abwägen, was wichtiger ist, wer warten kann.«
- Geben Sie aufrichtige Wertschätzung: »Herr Dr. Brandt, unsere Patienten fühlen sich sicher in Ihren Händen und vertrauen darauf, dass Sie die richtigen Entscheidungen treffen. Sie haben eine wunderbare Art, auf die Ängste der Patienten einzugehen.«
- Achten Sie auf Ihre Stimme: Mal ist ein freundlicher Ton angebracht, mal ist es eher die klare und feste Stimme, die Sie zum Ziel führt.
- Hören Sie genau hin, wenn der Arzt spricht: klingt er gestresst, entspannt, überfordert oder souverän? Sie können sich stimmlich anpassen, das schafft Nähe zum Gegenüber.

40. Tipp: »Götter in weiß« sind auch nur Menschen

Der »Herr Doktor in weiß« ist für die meisten Menschen eine Respektsperson. Ihm wird geglaubt, vertraut und sein Wort gilt. Nicht selten fühlen sich Patienten oder Pflegekräfte dem Arzt gegenüber kleiner, unwissender und wagen manchmal kaum nachzufragen und erst recht nicht zu widersprechen. Selbst dann, wenn Ärzte Verordnungen erstellen, die nach aktuellem pflegewissenschaftlichem Stand nicht mehr geboten sind. Auf einer Schulung im Harz vor etwa zwei Jahren erfuhren wir, dass beispielsweise ein Hausarzt noch Eisen und Fönen als Dekubitusprophylaxe verordnete.

Neben all den Kompetenzen, die ein Arzt aufgrund seines Berufes tatsächlich hat, wirken noch andere Dinge, die uns ihm gegenüber bewusst oder unbewusst »kleiner« werden lassen: Einem Arzt wird in der Gesellschaft ein hoher Status zugeschrieben. Er hat gewissermaßen einen hohen Rang, der deutlich höher als der einer Pflegekraft ist. Dieser Rang wird durch bestimmte Aspekte und Verhaltensweisen verstärkt. Z. B. durch seine Kleidung, die Ansprache mit »Herr Doktor« oder gar »Herr Professor«, die mit Fachwörtern geprägte Sprache, das bestimmte Auftreten gegenüber anderen Berufsgruppen und noch mehr.
Sind Sie sich dieser Statussymbole bewusst, können Sie selbst etwas tun, um Ihren eigenen Status gegenüber dem Arzt zu heben und somit Ihre Ziele erreichen:

- Machen Sie sich bewusst, was Sie über Ärzte denken und welchen Rang Sie ihnen gegenüber einnehmen wollen.
- Stellen Sie sich den Arzt in schlichten Jeans und Pullover vor, als Privatmensch, der genau wie Sie ins Kino geht; Sport treibt oder sich mit seinen Kindern über das unaufgeräumte Zimmer streitet; der hilflos darin ist, seiner dementen Mutter zu begegnen. Machen Sie ihn menschlich, um ihm aufrecht und auf gleicher Augenhöhe in die Augen zu sehen.

Für viele Ärzte ist der weiße Kittel eine Hilfe, um stärker und kompetenter zu wirken, als sie sich eigentlich fühlen. Je stärker ein Arzt seine »Macht« betont, desto unsicherer wird er hinter der Fassade sein. Vermutlich wünscht er sich einfach Anerkennung. Möchten Sie z. B., dass er heute kommt, um sich Klient XY noch einmal anzuschauen, dann sagen Sie: »Herr Doktor Müller, seit der Medikamentengabe nehmen ich wahr, dass der Klient XY stärke Verwirrungsanzeichen zeigt. Da ich um Ihre Kompetenz weiß, möchte ich Sie bitten, heute zu kommen und sich mit Ihrem Wissen ein fachliches Urteil zu machen.«
Eine tiefe Stimme wirkt Wunder: Gewöhnlich wird Menschen mit einer tieferen Stimme mehr Kompetenz zuerkannt. Auch der Arzt hält Sie für kompetenter, wenn Sie mit ruhiger, tiefer Stimme und in klaren Sätzen sprechen. Deshalb: Atmen Sie durch, sprechen Sie aus dem Bauch heraus und etwas tiefer als gewöhnlich.
Heben Sie Ihren Status, in dem Sie ihre besondere Kompetenz benennen, z. B. Bezugspflegekraft, Pflegedienstleitung, Beauftragte zur Koordination der Arztvisiten im Haus. Erwähnen Sie, dass Sie gerade eine Fachschulung zum Thema Schmerzmanagement gemacht haben und auf dem neuesten Wissensstand sind, verwenden Sie pflegerische Fachbegriffe.

Sprechen Sie klar und deutlich an, was Sie vom Arzt wünschen. Je klarer Sie auftreten, desto eher werden Sie in Ihrer Kompetenz und mit Ihrem Anliegen wahrgenommen.

Achten Sie auf Ihre Körperhaltung: Seien Sie auf gleicher Höhe mit dem Arzt. Wenn er steht, sollten Sie dies auch tun. Ist er sehr viel größer als Sie, gehen Sie ein zwei Schritte zurück, dann minimieren sich die Unterschiede. Nehmen Sie eine aufrechte Körperhaltung an. Suchen Sie Blickkontakt und halten Sie ihn aufrecht.

41. Tipp: Bereiten Sie Arztkontakte gut vor

Vielleicht denken Sie auch, dass Sie zu wenig Zeit haben, um einen Arztkontakt gut vorzubereiten? Dann sollten Sie das ändern.

Einen Teil der Pflegezeit Ihrer Klienten verbringen Sie mit der Ausführung ärztlich delegierter Tätigkeiten. Damit Sie diese und die Kontakte mit dem Arzt erfolgreich meistern, sollten Sie die Zusammenarbeit mit dem Arzt gut vorbereiten.

Dazu gehört:

- Sorgen Sie für eine – auch nach außen hin – transparente Bezugspflege.
- Stellen Sie sich dem Arzt als Bezugspflegekraft vor, stellen Sie Ihre Kompetenz dar.
- Klären Sie gleich von Anfang an die Prinzipien, Wünsche und Anliegen der Zusammenarbeit (Zeiten, Länge, Dokumentation, etc.), sodass Sie beide gemeinsam vorgehen können.
- Stellen Sie sich auf die Visitenzeiten des Arztes ein, bereiten Sie alles vor (z. B. Informationen zum Klienten, Vitalwerte, Reaktionen auf die aktuelle ärztliche Therapie, etc.)
- Wenn der Arzt nicht auch noch bei Ihnen in die schriftliche Dokumentation eintragen möchte, halten Sie in seinem Beisein in Ihrer Dokumentation fest, was er verordnet hat.
- Bedanken Sie sich!
- Achten Sie auf die anderen Tipps.

5 Tipps für ein erfolgreiches Zeitmanagement

42. Tipp: Denken Sie über Ihre Zeit nach

Zeitdruck ist ein Hauptphänomen für Stress. Wer sich mit Zeitratgebern beschäftigt, der kommt mit der Frage daher: »Warum schaffe ich in der mir zur Verfügung stehenden Zeit nie das, was ich schaffen muss?« Die Antwort scheint einfach: Die Gründe für einen Zeitmangel sind so unterschiedlich, wie die Menschen, die sich diese Frage stellen. Obwohl wir wesentlich mehr freie Zeit zur Verfügung haben als unsere Vorfahren, leiden wir unter einem Zeitmangel.
Einige Fakten:

- Die Wochenarbeitszeit ist in den letzten Jahren drastisch gesunken.
- Wir schlafen heute mit 7,3 Stunden im Schnitt eine Stunde weniger als die Menschen vor 50 Jahren, damit haben wir eine zusätzliche Wachzeit (Nussbaum 2007 S. 12)
- Technische Geräte erleichtern uns die Hausarbeit
- Wir haben Zeit, uns Freizeitaktivitäten und Hobbys zu widmen

Und dennoch gibt es die allgemeine Überzeugung, dass »alle keine Zeit haben«. Denn alle sprechen ja auch so. Wer jedoch diese Botschaft in sich trägt, der blockiert sich selbst. Wie eine chronische sich selbst erfüllende Prophezeiung beeinflusst sie das eigene Leben.
Mal ganz ehrlich: Wer traut sich heute noch zu sagen: »Ja, ich habe Zeit«. Die meisten Menschen denken, dass sie dann zu unwichtig erscheinen. Es scheint also auch modern zu sein, keine Zeit zu haben.
Doch: Wir haben alle jeden Tag 24 Stunden Zeit. Der entscheidende Punkt ist, was wir damit machen. Denn wir sind die Herrscher unserer eigenen Zeit.
»Für Freizeitaktivitäten wie Fernsehen, Hobbys, Spiel oder Sport bleiben uns damit rund ein Viertel unseres Tages – das sind immerhin sechs Stunden täglich, in denen wir uns den wirklich wichtigen Dingen unseres Lebens widmen könnten. Wenn – ja, wenn wir uns diese Zeitgeschenke nicht selbst wieder wegnehmen würden: durch zu viele Aktivitäten, die wir annehmen, durch einen zu hohen Anspruch an Sauberkeit, durch zu viel Hausrat, den wir verwalten und säubern müssen, oder durch unliebsame Aufgaben, die wir uns aufs Auge drücken lassen.« (Nussbaum 2007, S. 12)

Fragen, die weiterhelfen:

1. Wie viel Zeit mehr wünschen Sie sich (10 oder 30 Minuten pro Tag, 3 Stunden in der Woche, einen Tag im Monat)?
2. Was fangen Sie mit der »geschenkten« Zeit an? Mehr für sich tun? Zeit mit der Familie? Neue/alte Hobbys, Sport, Nichtstun?
3. Wenn Sie die geschenkte Zeit in Ihrem Sinne nutzen, welche Veränderungen werden dann eintreten? (Bessere Stimmung, weniger krank oder reizbar, ausgeglichen, ...)

43. Tipp: Sie haben mehr Zeit, als Sie denken

Es ist uns allen bewusst, dass Pflegekräfte wirklich wesentlich weniger Zeit für die Klienten haben, als noch in den 1980er Jahren. Und dennoch gibt es Zeit für die Klienten. Allein durch die Pflegestufen bedingt steht ihnen tägliche Zeit zu.

Wer jedoch denkt, dass Unterstützung bei der Körperpflege beim Essenreichen »keine Zeit« mit dem Klienten ist, der irrt. Es ist gemeinsame Zeit. Genau diese Zeit können Sie für Nähe, Zuwendung, Anregung und Kontakt nutzen.

Denken Sie um. Den Moment, in dem Sie mit dem Klienten etwas »tun«, verbringen Sie mit ihm. Und was zählt, ist die Qualität der Pflege und Begegnung, nicht die Quantität.

44. Tipp: Körperpflege ja – aber ohne Übertreibung

Pflegekräfte verbringen täglich sehr viel Zeit damit, Klienten zu waschen, bzw. diese bei ihrer Körperpflege zu unterstützen. In den 1980er Jahren wurden Heimbewohner sogar zweimal am Tag gewaschen. Morgens komplett von Kopf bis Fuß, aber auch am Abend vor dem Zubettgehen, wieder komplett von Kopf bis Fuß.

Das fraß und frisst viel Zeit. Aber auch die einmalige tägliche »Intensivwaschung« geht sehr oft am Bedürfnis und Wunsch der Klienten vorbei. Es ist ihnen oftmals zu viel. Sicher schließen viele Pflegekräfte dabei von sich auf die Klienten. Es ist unserer Erfahrung nach für einige Pflegekräfte absolut normal, zweimal am Tag zu duschen.

Abgesehen davon, dass bei übertriebener Körperpflege Hautschädigung stattfindet, kostet sie viel Zeit, zusätzlich noch die mühsame »Überredungszeit«. Sparen Sie sich diese Zeit. Waschen Sie weniger.

Bitte überprüfen Sie bei der Planung der Körperpflege, was nötig ist, damit der Klient sich gepflegt fühlt und in der Wahrnehmung seines Körpers gefördert wird.

Achten Sie auf die Zeiten! Möchten alle Klienten morgens gewaschen werden? Reicht die Waschung von Händen, Gesicht und Intimbereich aus?
Nutzen Sie die gesparte Zeit für andere nahe Momente mit dem Klienten.

45. Tipp: Hinterfragen Sie Dienstzeiten und Arbeitsabläufe kritisch

Oftmals finden sich – speziell in stationären Pflegeeinrichtungen – Dienstzeiten oder Arbeitszeiten, die schon lange nicht mehr hinterfragt worden sind. Alle haben sich daran gewöhnt und alle wissen, wie es weitergeht. Ich kann mich noch an Zeiten erinnern, dass ich im August 1986 schon wusste, wie ich im Oktober 1988 arbeiten würde. Damals schaukelten wir in einem 14-tägigen Spät- und Frühdienstmuster mit klar zugeteilten Wochenenden.
Ein anderes Beispiel: Eine stationäre Pflegeeinrichtung in Berlin, Dienstbeginn 6:00 Uhr. Alle waren pünktlich da, das kleine Dienstzimmer war brechend voll. Wir saßen bis 6:30 Uhr dort und was taten wir?

- Wir rauchten eine nach der anderen.
- Wir lauschten den Anekdoten der Stationsleitung aus ihrem Privatleben.
- Wir hörten der täglichen Einteilung der Funktionspflegeeinteilung zu.
- Und wir langweilten uns.

Danach stürmten wir dann in die Zimmer und immer hieß es: »Wir haben keine Zeit!«
Dieses Beispiel zeigt, wie verhängnisvoll es werden kann, wenn Arbeitszeiten und Arbeitsaufkommen nicht miteinander korrespondieren. Merksatz: »Nur weil etwas immer so war, muss es nicht immer so bleiben!«
Wenn Sie das Gefühl haben, die Arbeitsabläufe laufen nicht rund, es besteht keine Harmonie zwischen dem Arbeitsaufkommen und den Arbeitszeiten bzw. der dazugehörigen Personalplanung, dann sollten Sie

- Ihre Vorgesetzte ansprechen und um Veränderung bitten;
- eine Ablaufanalyse anregen;
- selbst die Abläufe überprüfen (die kleinen am Klienten selber, die großen auf der Station, in der Pflegegruppe).

Nur weil etwas immer so war, muss es noch lange nicht so bleiben.

46. Tipp: Organisieren Sie eine Ablaufanalyse

Wenn die Abläufe nicht mehr rund laufen, wenn Arbeit nicht gezielt und effektiv durchführbar ist, dann sollte eine Ablaufanalyse durchgeführt werden. Diese wird meist durch externe Berater durchgeführt, die noch nicht »betriebsblind« sind. Es ist aber genauso gut auch möglich, sich selber in seiner Arbeit zu überprüfen.
Solch eine Analyse beginnt mit der Ist-Situation. Wenn die erfasst ist, kann gezielt die Organisation der ganzen Arbeit und Aufgaben sowie die Planung dieser Arbeiten verbessert werden.
Ziele einer solchen Ablaufanalyse sind:

- Die zeitlichen Abläufe in der Pflege und Betreuung sind transparent.
- Arbeitsspitzen und Zeitressourcen werden deutlich.
- Es wird erfasst, in welchem Umfang das Dienstleistungsangebot den Bedürfnissen/Gewohnheiten der Bewohner entspricht (vgl. Kämmer 2008, S. 128).
- Die Tagesstruktur wird überprüft.
- Schnittstellenproblematiken in den Abläufen sind bekannt.

47. Tipp: Führen Sie eine Ist-Analyse durch

Über zwei oder drei Tage werden im Früh- oder Spätdienst alle erbrachten Leistungen von den Mitarbeitern (oder vom externen Berater) erfasst. Die durchgeführten Maßnahmen werden aufgeschrieben und Zeiteinheiten von 15 Minuten (dieser Zeitabstand hat sich als realistisch erwiesen) zugeteilt.
Hier bietet sich ein Klemmbrett mit vorgefertigter Tabelle an. Je sorgfältiger die einzelnen Arbeitsschritte und Maßnahmen aufgeführt werden, desto besser.

Beispiel:
7:00 bis 7:15 Uhr: Zusammensuchen der Utensilien, Suche nach Pflegearbeitswagen, 3 x ans Telefon, Körperpflege bei Bewohner XY.

Sie bemerken die Panne? Es gibt vielleicht nur einen Pflegearbeitswagen für einen sehr langen Flur. Dieser muss von den Pflegekräften immer wieder aufgesucht werden. Deshalb achten Sie auf Angaben zu Wohnbereich bzw. Pflegegruppe, Datum und Uhrzeit, Name des Mitarbeiters, Name des Klienten, Notizen.
Damit das Ganze keinen Schrecken oder Frust hervorruft, sollte diese Analyse entsprechend begleitet werden. Mindestanforderung ist, dass Betriebsrat/Mitarbeiter-

vertretung und alle Leitungsebenen hinter diesem Projekt stehen. Ebenfalls sollte im Vorfeld geklärt werden, wie anschließend die Reflexion durchgeführt wird.

48. Tipp: Organisieren Sie erfolgreiche Besprechungen

Besprechungen gehören neben der primären Pflegearbeit zum Alltag. Das beginnt bei der täglichen Dienstübergabe, beinhaltet Teambesprechungen und andere Besprechungsrunden. Allen gemeinsam ist, dass sie Zeit in Anspruch nehmen.
Jede Pflegekraft, also jeder Teilnehmer an einer Besprechung kann aber dazu beitragen, dass diese Runden effektiv verlaufen:
Allgemein:

- Legen Sie Tagesordnungspunkte fest, sammeln Sie diese vorher.
- »Zu Beginn wird ein Zeitmanager festgelegt, der darauf achtet, dass alle im Zeitrahmen bleiben und alle wesentlichen Punkte besprochen werden können.
- Es wird ein Protokoll geführt und gleich danach unterschrieben, damit es später keine Rückfragen oder Rückzieher gibt.
- Ein Moderator ist dafür verantwortlich, dass jeder mit seinen Ideen zu Wort kommt und niemand zu viel Zeit für sich alleine beansprucht.
- Ein Zielmanager zeigt die rote Karte, wenn von den festgelegten Themen abgewichen wird.« (Asgodom & Scherer, 2001, S. 48 f.)
- Legen Sie Anfangs- und Endzeit der Sitzung fest.
- Fangen Sie pünktlich an.
- Zuspätkommer werden nicht über das bereits Gesagte informiert, sondern es werden stattdessen (im Team vereinbarte) »Strafen« verhängt.
- Regeln werden für alle sichtbar aufgehängt (z. B. Wertschätzung, ausreden lassen, kurze Wortmeldungen, etc.)
- Am Ende der Sitzung werden die ersten TOPS für die nächste Sitzung festgelegt.

Für jeden Teilnehmer an Besprechungen gilt:

- Nutzen Sie die Zeit in Besprechungen. Greifen Sie ein, wenn Sie merken, dass etwas schief läuft. Schlagen Sie dann vor, wie sie wieder zum Thema der Besprechung zurückkommen können.
- Achten Sie auf eine klare Sprache: Verwenden Sie stets einen begründenden Sprachstil. Nur wer begründet, ist wirklich glaubhaft. Argumentieren Sie verständlich.
- Konzentrieren Sie sich auf Ihre Kernaussagen, auf die Botschaft, die Sie wirklich sagen wollen.

49. Tipp: Probieren Sie erfolgreiche Modelle anderer Einrichtungen aus

Derzeit bewegt sich in der Pflegebranche vieles. Es arbeiten nicht mehr alle nach dem gleichen Standard. Einige Einrichtungen haben erfolgreiche Veränderungen hinter sich, die anderen warten noch darauf, dass sie aus ihrer »Starre« herauskommen. Um die vorhandene Arbeitszeit so effektiv wie möglich zu nutzen, gibt es viele Möglichkeiten.

Einige haben wir hier in diesem Buch vorgestellt. Hier kommt noch eine:

Schauen Sie sich um!

Nehmen Sie Kontakt zu anderen Einrichtungen auf und gucken Sie, wie dort mit dem Thema Zeitmanagement in der Pflege umgegangen wird. Treffen Sie andere Pflegekräfte, z. B. auf Messen, Fortbildungen oder Kongressen, und tauschen Sie sich aus. Es ist immer wieder erstaunlich, was dabei an guten Ergebnissen herauskommt. Je weiter weg Sie suchen, desto größer werden auch die Erkenntnisse sein. Es muss nicht die Schwestereinrichtung des gleichen Trägers sein, ganz im Gegenteil.

50. Tipp: Bündeln Sie Ressourcen

Zeitsparend und kräfteschonend ist es, wenn Sie »nicht jedes Rad neu erfinden«.

Gerade haben wir es wieder erlebt: Eine Pflegeeinrichtung erarbeitet einen hauseigenen Pflegestandard zum Thema Dekubitusprophylaxe. Damit sind viele Menschen viele Stunden beschäftigt. Gleichzeitig stellen wir als externe Berater fest, dass dieser Pflegestandard »suboptimal« ist, wie man derzeit so schön sagt. Vorschläge zur Verbesserung werden nicht angenommen, da die Kosten für die Beraterstunden ja zu tragen wären. Stattdessen wird weiter entwickelt, auch wieder auf der Basis teurer Arbeitsstunden von Mitarbeitern in mittlerer oder höherer Leitungsebene, auch mit dem Qualitätsmanager.

Das war Schritt 1.

Schritt 2. Die Schwestereinrichtung macht sich anderthalb Jahre später ebenfalls an die Erarbeitung eines hauseigenen Pflegestandards zum Thema Dekubitusprophylaxe. Wieder fallen Arbeitsstunden an.

Ein Austausch der beiden Einrichtungen kommt erst später. Dabei hätte er gleich zu Anfang pure Effektivität bedeutet. Über den Tellerrand gucken, sich auszutauschen, sich innerhalb und auch außerhalb des Trägers der Einrichtung zusammenzutun spart Zeit und Geld.

Das gilt auch für Inhouse-Schulungen. Diese können Sie mit mehreren Einrichtungen zusammen gestalten.

51. Tipp: Steigen Sie aus dem Hamsterrad

Körper und Geist brauchen klare Phasen der Anspannung, im Sinne einer konzentrierten Aktivität und Phasen der Entspannung, des Loslassens.

Unsere beste Lehrmeisterin für diese bewusste Trennung ist unsere Katze. Sie verbringt viele Stunden des Tages mit Regeneration und Entspannung: Sie leckt sich viele Male; schläft an ausgewählten Orten wie dem Sockenfach; sonnt sich im Garten und holt sich Streicheleinheiten, indem Sie so lange über die Tastatur läuft, bis wir uns die Zeit für sie nehmen. In diesen Zeiten sammelt sie Kraft, betreibt Selbstpflege.

In den wenigen Stunden, in denen sie aktiv ist, ist sie mit all ihrer Konzentration dabei, der ganze Körper ist gespannt, Ohren und Augen aufgerichtet, der Schwanz bewegt sich rhythmisch und die Schnurrhaare richten sich auf. Sie jagt mit einer Effektivität, die absolut beeindruckend ist. In diesen Momenten lässt sie sich durch nichts ablenken. Es ist, als wäre alles andere unwichtig und all ihr Tun auf die Aufgabe »Jagen« ausgerichtet. Sie tut alles mit maximaler Aufmerksamkeit und Hingabe.

Menschen verwenden oft eine andere Strategie, die »Hamster im Laufrad-Strategie«: Weitermachen, weitermachen und weitermachen. Noch schnell Frau Meyer waschen, der Pieper klingelt, das kann ich noch eben auf dem Weg zur Pause erledigen, die Info über die neuen Verfahrensanweisungen kann ich mal eben schnell in der Frühstückspause an die Mitarbeiter weitergeben…

De facto machen wir keine Pause, sondern unsere Gedanken kreisen um die Arbeit. Gleiches gilt auch umgekehrt: Während Sie Herrn Sommer zur Toilette begleiten, gehen Sie im Kopf schon mal die Einkaufsliste durch. In der Dienstbesprechung sind Sie innerlich schon zu Hause auf dem Sofa angekommen und freuen sich auf ein kühles Bier, auf den Fernsehkrimi oder auf Ihren Lebensgefährten. Sie scheinen zu arbeiten, sind im Geiste jedoch woanders. Es ist, als würde eine Katze auf der Jagd sein und sich währenddessen das Fell lecken: absolut unvereinbar miteinander.

Also: Steigen Sie aus und seien Sie konzentriert bei der Arbeit und bewusst in der Pause.

52. Tipp: Machen Sie bewusste Pausen

Gibt es keine angemessene Rückzugsmöglichkeit vor Ort, gehen Sie eine Runde spazieren. Nehmen Sie sich ein Buch, eine Zeitschrift oder hören Sie Ihre Lieblingsmusik, telefonieren Sie mit Ihrer besten Freundin, blättern Sie einen Reisekatalog durch, zählen Sie vom letzten freien Wochenende, denken Sie an Ihre Kinder, massieren Sie sich Ihre Schulter oder dösen Sie einfach einen Moment. Tanken Sie seelisch auf. Auf die Art und Weise, die für Sie persönlich die Beste ist.

Gönnen Sie sich in der Pause etwas Leckeres und Gesundes zu essen, trinken Sie ausreichend: Füllen Sie Ihren Körper mit Nährstoffen und notwendiger Energie wieder auf.

Sorgen Sie für einen sinnlich angenehmen Mitarbeiterraum, um sich zurückzuziehen: Oft ist mit wenigen Mitteln eine schöne Atmosphäre zu schaffen: ein Entspannungsstuhl, ein paar Pflanzen oder frische Blumen aus dem Garten, schöne Bilder an der Wand, eine Duftlampe oder auch einfach frisches Obst auf dem Tisch. Legen Sie selbst Hand an, besprechen Sie im Team, wie es sein soll und was Sie selbst einbringen können.

Machen Sie bewusste Mini-Pausen: Atmen Sie am offenen Fenster zehnmal tief ein und aus.

Wenn Sie müde und unkonzentriert werden, schließen Sie die Augen und stellen sich die Farbe Rot so intensiv wie möglich vor. Rot wirkt direkt auf unser Energiezentrum, aktiviert und regt an.

Machen Sie einen Powernap (kurzes Schläfchen) von 20 bis maximal 30 Minuten. Das steigert die Leistungsbereitschaft und die körperliche und geistige Fitness um 35 Prozent.

Bleiben Sie standhaft in Ihrer Pause: Wenn Vorgesetzte oder Kollegen mit Ihnen dienstliche Angelegenheiten besprechen wollen, sagen Sie deutlich, dass Sie in der Pause nicht über Dienstliches sprechen wollen.

53. Tipp: Arbeiten Sie konzentriert

Besinnen Sie sich, bevor Sie mit der Arbeit wieder beginnen: Nehmen Sie sich fünf Minuten, um sich auf die nächsten Arbeitsschritte zu konzentrieren, Ihre Sinne zu schärfen. Planen Sie im Kopf und sparen Sie unnötige Wege. Stellen Sie sich emotional auf den zu versorgenden Klienten ein, er hat das Recht auf Ihre volle Aufmerksamkeit.

Achten Sie bei der Versorgung von Klienten – insbesondere, wenn Sie zu zweit arbeiten – darauf, dass der Klient im Fokus bleibt. Allzu oft wird bei der Körperpflege mit zwei Pflegekräften über den Klienten hinweg ein Gespräch geführt. Beziehen Sie den Klienten mit ein, bzw. sprechen Sie über Belange und Themen, die für den Klienten von Interesse sind. Nutzen Sie die Zeit zur Beziehungspflege mit dem Klienten.

Nutzen Sie Dienstbesprechungen, Übergaben und Teamsitzungen, um berufliche Belange zu besprechen, nicht um private Gespräche zu führen.

54. Tipp: Sorgen Sie für Ordnung am Arbeitsplatz

Am Arbeitsplatz geht häufig unnötige Zeit fürs Suchen verloren. Das frustriert und raubt Zeit für andere Dinge.

Deshalb:

- Geben Sie jedem Hilfsmittel seinen festen Aufbewahrungsplatz und stellen Sie es nach Gebrauch wieder zurück.
- Beschriften Sie den Platz. Kleben Sie bspw. an die Stelle des Regals, an der der Ordner für Verfahrensanweisungen steht, die Aufschrift »Verfahrensanweisungen«. Dieses Prinzip lässt sich für alle Aufbewahrungsorte nutzen. Es schafft Überblick und diszipliniert.
- Nutzen Sie bei Verbrauchsmaterialien durchsichtige Boxen zur Aufbewahrung, dann sehen Sie auf den ersten Blick, wie viel noch da ist.
- Sortieren Sie Materialien thematisch, das erspart unnötige Wege. Verwahren Sie alle Formulare zur Dokumentation an einem Platz.
- An den Wänden und Türen im Dienstzimmer sollten die wichtigsten Informationen auf einen Blick hängen, z. B. Telefonlisten, aktuelle Neuerungen, die noch nicht in Fleisch und Blut übergegangen sind. Besonders wichtige Informationen sollten Sie auf farbigem, auffälligem Papier und gut leserlich dokumentieren.
- Was nicht täglich benötigt wird, gehört nicht an die Wand, es lenkt ab vom Wesentlichen.
- Verabreden Sie feste Plätze für bestimmte Kategorien von Informationen und geben Sie auch dort Überschriften.
- Wählen Sie einen »Arbeitsplatzorganisationsbeauftragten im Team« aus. Ganz sicher gibt es in Ihrem Team jemanden, der gern organisiert und gute Ideen hat. Diese Person sollte offiziell im Team die Erlaubnis bekommen, Entscheidungen zu treffen und hilfreiche Neuerungen einzuführen.

- Nutzen Sie im Büro Ablagefächer, mindestens: Posteingang, heute, Woche, Postausgang.
- Jeder Mitarbeiter sollte ein Ablagefach haben, in dem alles, was nur ihn betrifft, aufgehoben wird.
- Werfen Sie weg, was nicht (mehr) gebraucht wird bzw. seinen Dienst nicht angemessen erfüllt. Stifte, die nicht gut funktionieren, direkt in den Müll; alte Dokumente, die nicht mehr genutzt werden, überflüssige Werbematerialien und Angebote wegwerfen. Auch ein Tacker, der klemmt, kostet Zeit und Nerven!
- Reden Sie miteinander über Vorgehensweisen in der Versorgung von Klienten, z. B. bei der Wundversorgung. Möglicherweise gibt es unterschiedlich gute und effektive Strategien der Vorbereitung.
- Erst nachdenken, dann pflegerisch loslegen. Sammeln Sie alles beisammen, bevor Sie pflegerische Tätigkeiten durchführen (Material zusammen suchen, Versorgung durchführen, Materialien entsorgen). Manchmal erleben wir in Audits selbst bei Routinetätigkeiten wie der Körperpflege, dass Pflegekräfte mehrmals das Zimmer verlassen, um Handtücher, Waschutensilien und Kleidung zu suchen.

6 Tipps für mehr Gelassenheit und Entspannung

55. Tipp: Wer weiß, wozu es gut ist

Dieser Satz begleitet uns schon lange. Erst vor wenigen Tagen erlebten wir eines der treffendsten Beispiel: Es war morgens, gegen 8:15 Uhr in Mainz, bei einem Bildungsträger. Wir richteten den Raum für eine Tagesveranstaltung zum Thema »Sturzprophylaxe in der Pflege« ein. Während eine von uns auf dem Weg in ein Blumengeschäft war, um einen Strauß für die Kreismitte zu kaufen, entdeckte die andere, dass wir ein ganz wesentliches Element unserer Unterrichtsmaterialien vergessen hatten. Was nun? Aufregen und Schimpfen bringt schlechte Energie. Vorwürfe unter dem Motto: »Mir wäre das nicht passiert. Warum hast du nicht daran gedacht!«, schaffen Konfliktpotenzial – also auch ein denkbar schlechter Einstieg in den Tag. Schlechte Laune schwappt zudem auf die Teilnehmer über.

Was also tun? Ich erinnerte mich an den Satz: »Wer weiß, wozu es gut ist«. So sprach eine Trainerkollegin[3], als ich mal mit einer echten Panne mitten in Berlin saß. Nun also wieder dieser Satz. Und er wirkt. Denn er öffnet die Möglichkeit, dass nichts Schlimmes passiert ist und dass es noch eine Zukunft gibt. Mehr noch: Es gibt sogar einen Vorteil, den es noch zu entdecken gilt.

Diese Sicht auf einen möglichen Vorteil schafft natürlich umgehend eine positive Atmosphäre, macht es leicht, sich zu verzeihen und setzt neue Energie und in dem o. g. Beispiel auch neue Kreativität frei.

Denn die äußerst anschaulichen Lernplakate, die gerade für dieses Thema neu erstellt worden sind, fehlten. Also das, was Sie evtl. in einer Powerpoint-Präsentation, auf der altbewährten Overheadfolie oder ganz anderen Medien präsentiert bekommen, stand bei uns zu Hause im Materiallager.

Als Ausgleich entwickelten wir die kreativsten und schönsten Flipchart-Bögen, die es in unseren Trainings je gegeben hat. Die Teilnehmer hatten ausreichend Zeit, den Inhalten und unseren Gedanken zu folgen und wir wurden Meisterinnen darin, diese auf den Punkt zu bringen.

Diese kleine Geschichte aus dem wirklichen Leben macht deutlich, welche Möglichkeiten und Bereicherungen in der »Alltagsimprovisation« stecken. Und nicht

---

[3] Dagmar von Consolati

nur das. Es fördert unsere Erkenntnis, dass es sich lohnt, vieles offen zu lassen und Raum für Ungewisses einzuplanen.
Wir gehen sogar noch weiter, denn wir räumen bewusst Phasen von Improvisation ein. Im Klartext heißt das, wir sorgen im Vorfeld des Trainings bewusst für »Nicht-zu-Ende-Gedachtes« und »Nicht-Zu-Ende-Vorbereitetes«, damit wir improvisieren müssen.
»Wer weiß, wozu es gut ist« wirkt mittlerweile wie eine Magen- oder Kopfschmerztablette. Der Satz nimmt einem Moment von fehlender Zuversicht die Negation oder den Druck. Er räumt ein, dass es sehr wohl einen Sinn hat, dass es diese vermeintlich unangenehme Situation gibt. Sie ist zu etwas gut. Mittlerweile wirkt dieser Satz wie ein gesundes Aufputschmittel
»Wer weiß, wozu es gut ist« soll Sie alle anstiften, sich noch öfter ins »Ungewisse« zu stürzen.« (Masemann & Messer, 2009, S. 16–18)

56. Tipp: Nutzen Sie das Ärger-Modell

Manche von Ihnen kennen vielleicht unser beliebtes »Ärger-Modell«. Kennengelernt haben wir es bei unserer Trainerkollegin Paola Molinari. Sie stellte es in einer Coaching-Situation vor.
Die Frage ist, warum ärgern wir uns?

- Der Nachbar ärgert uns, weil er über das Unkraut wacht.
- Der Autofahrer vor uns ärgert uns, weil er so langsam fährt.
- Die Kollegin ärgert uns, weil sie so viele Fehler beim Schreiben in der Dokumentation macht.
- Die Klientin nervt uns, weil sie so langsam ist.

Seien wir ehrlich, eigentlich ärgern diese Menschen uns gar nicht, sie regen nur etwas in uns an.

Paloa Molinari hat eine schlüssige Erklärung, warum wir uns ärgern. Wenn wir das wissen, ist es natürlich auch leicht, den Ärger abzustellen.
Es gibt drei Gründe für Ärger:

1. Der andere hat etwas, was wir auch möchten: Status, Macht, Besitztümer, Möglichkeiten. Wir beneiden ihn. Also: Der Nachbar ärgert uns, weil sein Garten üppiger blüht als unserer. Die Frau dort vorn ärgert mich, weil sie schlanker ist als ich …
2. Der andere zeigt ein Verhalten, das ich selber gern loswerden würde. Er hält mir quasi einen Spiegel vor.

3. Der andere hat etwas, was mich an etwas Schmerzhaftes aus meiner Vergangenheit erinnert. Im Unterbewusstsein schlummern Abertausende von Erinnerungen, und eine unangenehme wird nun angeregt.

Sie sehen, es sind gar nicht die anderen, die uns ärgern. Es ist ein kleiner Teil von uns selber, der gerade nach Beachtung ruft.

57. Tipp: Setzen Sie sich persönliche Ziele

Heutzutage ist es »in«, sich persönliche Ziele für das Leben zu setzen. Machen Sie diesen Trend einfach mit. Es lohnt sich, denn wer weiß, was er will, bekommt es auch eher.
Bekannt ist, dass Menschen, die sich regelmäßig über ihre Lebensziel Gedanken machen, frühzeitig die Chance haben, ihr Leben in die Bahn zu lenken, die Spaß und Zufriedenheit bedeutet. Lebensziele beflügeln und motivieren. Wer denkt, alles muss so bleiben wie es ist, versäumt es, seine Träume zu leben.
Ein halbes Jahr im Ausland arbeiten? Warum nicht? Planen Sie es ein. Freuen Sie sich, eine andere Kultur und Sprache zu lernen.
Eine lange Reise – warum nicht? Sparen Sie, verkaufen Sie einen großen Teil Ihres überflüssigen Hausstandes und fahren Sie los.
Der Traum vom eigenen Hausboot? Er wird Sie beflügeln.
Ein Marathon? Auch das ist zu schaffen und macht stark. Und es kostet kaum Geld.
Ziele geben uns Richtungen für unsere eigenen Wege.

Zielsuche zum Thema Arbeitsplatz – z. B. bei einer vorübergehenden Arbeitssuche:
- Welche Tätigkeit wollten Sie schon immer einmal ausüben?
- Welche Fähigkeiten, welches Wissen benötigen Sie dafür?
- Was hat Sie schon lange mal gereizt zu tun?

Zielfindung
Setzen Sie sich hin, an einem schönen Ort, mit einem Glas Wein oder eine Tasse duftenden Tee. Nehmen Sie ein leeres Blatt und schreiben Sie in die Mitte »Ich will«. Lassen Sie Ihren Ideen freien Lauf und schreiben Sie sie auf.
Überlegen Sie – was Sie wollen!
- Kurzfristig – in den nächsten sechs Monaten
- Mittelfristig – in den nächsten ein bis zwei Jahren
- Langfristig – in den nächsten drei bis zehn Jahren

Wichtig: Beschränken Sie sich nicht, verscheuchen Sie Einwände.
Haben Sie einen Traum oder eine Idee, dann machen Sie daraus ein Ziel.
Nutzen Sie das bekannte NLP-Format SMART:

S = Spezifisch: Benennen Sie Ihr Ziel so konkret wie möglich.
M = Messbar: An welchen Fakten erkennen Sie, dass Sie Ihr Ziel erreicht haben?
A = Attraktiv: Formulieren Sie das Ziel attraktiv, dass Sie einfach Lust haben, sich daran zu machen.
R = Realistisch: Im Sinne von selbstinitiierbar und selbst aufrecht erhaltbar (meist der schwierigste Teil eines smarten Ziels)
T = Terminiert: Setzen Sie sich ein realistisches Datum, wann Sie das Ziel erreicht haben wollen.

Lassen Sie sich nicht verschrecken! Viele Menschen verhindern erfolgreiche Ziele. Sie glauben gar nicht daran, oder sind in ihrer Erziehung so geprägt, dass »man das nicht macht«. Klären Sie Ihre inneren Einwände. Meist gibt es im Familiensystem Bremsen, die verhindern sollen, dass wir erfolgreicher oder zielstrebiger sind, als es unsere Eltern waren.
Holen Sie sich Anregungen bei erfolgreichen und zielorientierten Menschen. Gucken Sie sich einfach ab, wie diese Menschen vorgehen.

58. Tipp: Nutzen Sie die Aromatherapie zur Entspannung

Ätherische Öle werden bereits seit über 6000 Jahren auf unterschiedlichste Weise eingesetzt, um die körperliche, geistige und seelische Gesundheit zu fördern.

Fit durch Zitrone

Zitronenöl gilt als wirksamstes ätherisches Öl, um den Geist anzuregen und die Konzentration zu steigern.
Die Mischung machts: warmes Wasser, einige Tropfen Zitronenöl und ein paar Scheiben Zitrone in eine Schüssel geben. Tauchen Sie einen Waschlappen gut ein und reiben Sie Ihren Körper ab. Beginnen Sie dabei an den Füßen und reiben Sie immer in Herzrichtung Ihren ganzen Körper ab, damit Ihr Kreislauf in Schwung kommt.[4]

[4] vgl. »The Body Shop Wellness Handbuch« 2004, S. 29

Munter durch Pfefferminz

Füllen Sie in eine Schale mit mindestens knöcheltiefem warmem Wasser und fügen Sie einen gehäuften Esslöffel Pfefferminzöl-Badesalz dazu. Baden Sie die Füße mindestens 10 Minuten. darin.
Das Menthol in der Pfefferminze produziert ein kühlendes Empfinden. Darauf reagiert Ihr Körper, indem er einen erhöhten Blutstrom in die Füße schickt, was ein angenehmes Wärmegefühl erzeugt.[5]

59. Tipp: Entspannen Sie mit Yoga

Yoga entstand vor über 5000 Jahren in Nordindien. Die »Rishis« – frühe Waldbewohner – beobachteten die Natur, erforschten sich selbst und entwickelten Körperstellungen und Atemübungen, die den Körper dehnten, reinigten und dabei halfen, die Mitte zu finden.[6] Um mit Yoga zu starten, empfiehlt sich ein Kurs. Kurse werden mittlerweile bereits von vielen Fitnessstudios angeboten. Haben Sie die Grundübungen gelernt, können Sie Yoga 10 Minuten täglich für sich allein durchführen.
Die Yoga-Tief-Atmung, um innere Ruhe zu finden: Nehmen Sie eine bequeme Sitzhaltung auf dem Boden ein (am besten mit den Beinen im gelockerten Schneidersitz, aufgerichtetem Oberkörper und den Händen leicht auf den Knien aufliegend).
»Atmen Sie langsam durch Nase aus, indem Sie den oberen Kehlbereich sanft zusammenziehen. Daran sind dieselben Muskeln beteiligt, wenn Sie einen Spiegel anhauchen, nur das der Mund geschlossen bleibt... Atmen Sie lang und tief ein, wobei die Kehle leicht zusammengezogen bleibt. Achten Sie auf ein feines zischendes Geräusch.«[7] Konzentrieren Sie sich einfach auf Ihren Atem und lassen Sie die Gedanken ziehen.

60. Tipp: Nutzen Sie die Progressive Muskelentspannung

Der Psychologe Edmund Jacobsen entwickelte in den 1930er Jahren diese Technik. Das Prinzip der Progressiven Muskelentspannung ist einfach und wirkungsvoll zugleich: Es werden verschiedene Muskelpartien angespannt und nach kurzer Zeit wieder entspannt. Die eintretende Entspannung wird durch den Kontrakt der Muskelspannung wesentlich intensiver wahrgenommen als die vorherige Anspannung.

---

5 ebd.
6 »Superfit mit Power-Yoga« 2000
7 »The Body Shop Wellness Handbuch« 2004, S. 97

Das Wunderbare an dieser Technik ist, dass Sie sie an fast allen Orten anwenden können, sogar im Auto oder in der Bahn.
Sie richten Ihre Aufmerksamkeit dabei auf die jeweiligen Muskelgruppen: Hand, Unterarm, Oberarm, Stirn, Augen, Nasenpartie, Mund- und Kieferbereich, oberer Brust- und Rückenbereich, Bauch und Rücken, Becken und Gesäß, Oberschenkel, Unterschenkel, Fuß.
Dabei gehen Sie in fünf Schritten vor:

1. Hinspüren in eine Muskelgruppe (etwa 7–10 Sekunden)
2. Anspannen der entsprechenden Muskeln
3. Anspannung etwa 7–9 Sekunden halten
4. Spannung lösen
5. Wahrnehmung der Veränderung in den entsprechenden Muskelgruppen (etwa 30 Sekunden)

Hier können Sie eine Anleitung downloaden: www.schmerzakademie.de/patienten-service/services/#PMNJ

7 Tipps für Ihre eigene Gesundheit

61. Tipp: Stecken Sie sich Ziele für Ihre eigene Gesundheit!

Wie geht es Ihnen? Fühlen Sie sich gesund und fit oder sind Sie eher schlapp und müde? In Ihrem Berufsfeld sind chronische Erkrankungen »normal«, denn Sie stehen unter hohen Belastungen. Damit Sie gut gewappnet sind, sollten Sie einen Teil Ihrer Lebenszeit auf die Pflege Ihrer eigenen Gesundheit verwenden. Denn wenn Ihr »Motor« nicht mehr rund läuft, wie sollen Sie dann die gewünschte Leistung bringen?

Gesundheit ist ein sehr vielfältiger Begriff, hier möchten wir Ihnen Anregungen geben, sich mit Ihrem ganz persönlichem Gesundheitsverhalten zu beschäftigen.

Kämmer & Schröder (2008, S. 358) haben auf der Basis von Teegen ein Instrument zur Selbsteinschätzung des eigenen Gesundheitsverhaltens erstellt.

Schätzen Sie sich ein:

	Verhaltens- und Lebensbereich	**Globale Einschätzung meines Gesundheitsverhaltens**				
		Gering			**angemessen**	
1.	Wahrnehmung und Ausdruck von Gefühlen	–2	–1	0	+1	+2
2.	Kreativität und Ausdrucksfähigkeit	–2	–1	0	+1	+2
3.	Entspannung, Schlaf	–2	–1	0	+1	+2
4.	Körperliche Aktivität	–2	–1	0	+1	+2
5.	Körperliche Fürsorge	–2	–1	0	+1	+2
6.	Ernährung	–2	–1	0	+1	+2
7.	Produktivität, Arbeit	–2	–1	0	+1	+2
8.	Wohnen	–2	–1	0	+1	+2
9.	Umweltbewusstsein	–2	–1	0	+1	+2
10.	Soziales Interesse	–2	–1	0	+1	+2
11.	Einstellung zum Leben, Lebenszufriedenheit	–2	–1	0	+1	+2
12.	Insgesamt ist mein Gesundheitsverhalten	–2	–1	0	+1	+2
	Ich möchte ausbauen:					

Nach dieser kurzen Analyse haben Sie einen Überblick, wo Ihre persönlichen Gesundheitsbaustellen sind.

Setzen Sie sich nun Ziele, die Sie selber erreichen können und möchten.

Das könnten zum Beispiel sein:

Wahrnehmung und Ausdruck von Gefühlen	Ich möchte ehrlich damit umgehen, wie es mir geht. Ich möchte meine Gefühle ausdrücken können. Wenn ich Kränkungen oder andere ungute Gefühle wahrnehme, übernehme ich die Verantwortung dafür und kläre die Ursache. Ich achte auf meine Grenzen und Bedürfnisse.
Kreativität und Ausdrucksfähigkeit	Ich möchte meine Kreativität ausleben und sie spüren. Meinen inneren Reichtum möchte ich ausleben, auch in anderen Bereichen als denen meines Berufes. Ich möchte meine innere Vielfalt zum Ausdruck bringen. Ich möchte: • Ein neues Hobby ausprobieren • Einen neuen Sport anfangen • Singen oder malen können • …
Entspannung, Schlaf	Ich möchte durchschnittlich 7 bis 8 Stunden schlafen. Bei Schlafstörungen kenne ich die Ursache und kann sie beheben. Wenn ich tagsüber müde oder erschöpft bin, gönne ich mir eine kurze Pause.
Körperliche Aktivität	Ich treibe mindestens 2 x pro Woche Sport. Ich fahre mit dem Rad zur Arbeit oder gehe zu Fuß (sofern die Entfernung es zulässt). In der Pause am Arbeitsplatz baue ich kleine Bewegungsübungen ein.
Körperliche Fürsorge	Ich achte darauf, dass ich Zeit mit mir verbringe. Ich pflege meinen Körper und betrachte ihn wohlwollend. Bei Unwohlsein gehe ich zu meiner Ärztin.
Ernährung	Ich achte darauf, dass mein BMI im Normalbereich ist. Ich wähle eine Ernährungsform, die mich gesund erhält. Ich trinke mindestens 2 Liter Flüssigkeit (Wasser, ungesüßte Kräutertees) am Tag. Ich nehme mir für die Arbeit gesunde Snacks mit, die mich fit und munter halten. Ich halte mich an die 5-Regel (5 x Gemüse oder Obst am Tag).

Produktivität, Arbeit	Ich achte auf eine wohldosierte Work-Life-Balance. Wenn ich spüre, dass meine Arbeit ein »Job« wird und ich genervt und unreflektiert arbeite, hole ich mir Hilfe, z. B. bei einem Coach. Wenn ich regelmäßig Überstunden ansammele, achte ich darauf, dass ich sie abbaue. Wenn ich merke, dass ich unproduktiv, also uneffektiv arbeite, evaluiere ich mein Arbeitsverhalten.
Wohnen	Ich halte meine Wohnung so ordentlich, dass ich mich zuhause entspannen kann. Ich achte darauf, dass ich selten ungesunden Quellen (Unordnung, Giften, etc.) ausgesetzt bin.
Umweltbewusstsein	Ich mache mir Gedanken, und plane Taten, die ich in meinem Alltag für eine bessere Umwelt tun kann. Ich achte darauf, meine Umweltbilanz ausgeglichen zu halten. Ich gebe ein umweltfreundliches Verhalten an meine Kinder weiter. Bei der Arbeit mache ich konkrete Vorschläge, wie umweltfreundlicher gearbeitet werden kann.
Soziales Interesse	Ich lebe in einem sozialen Netz, in dem ich mich wohl fühle. Ich habe mindestens drei gute Freundinnen. Ich habe neben der Arbeit Interessen, die mir wichtig sind und in denen ich mich weiter entwickeln kann.
Einstellung zum Leben, Lebenszufriedenheit	Ich bin mit mir und meinem Leben zufrieden. Wenn ich mit mir und meinem Leben nicht zufrieden bin, dann weiß ich, wie ich Veränderungen in die richtige Richtung herbeiführen kann. Ich habe eine persönliche Lebensstrategie. Ich setze mir Ziele und achte darauf, dass ich sie erreiche.

Nach dieser kleinen Analyse haben Sie klare Ziele, auf die Sie hinleben können und dürfen. Wenn Sie sich Ziele für Ihre ganz persönliche Gesundheitsförderung setzen, dann seien Sie konkret: Was genau möchten Sie bis wann erreichen? Woran merken Sie, dass das Ziel erreicht ist? Halten Sie die Zielbeschreibung schriftlich fest. Terminieren Sie diese im Kalender.

62. Tipp: Move on – bauen Sie kleine Bewegungsübungen in Ihren Alltag ein

Nicht nur Ihre Bewohner und Patienten wollen bewegt werden, auch Ihr eigener Körper ruft nach ausgleichender Bewegung!

Bewegung ist ein wahres Wundermittel, wenn es um gesundheitliches Wohlbefinden und Prävention geht. Das Herz, die Organe und die Muskulatur kommen in Schwung. Sie bedanken sich dafür, indem sie beispielsweise die Ausschüttung von Endorphinen, auch Glückshormone genannt, anregen. Diese Glückshormone kommen Ihnen im Pflegealltag zugute, denn sie steigern merklich Ihre Laune. Körperlich aktive Menschen sehen daher nicht nur frischer aus, sondern sind auch im Alltag belastbarer und fühlen sich besser.

Bewegung lässt zudem den Fettstoffwechsel verstärkt arbeiten und senkt so unter anderem die Cholesterin-Werte. Obendrein kommt das Immunsystem auf Touren und produziert vermehrt Abwehrzellen. Sie sehen selbst – es lohnt sich.

Vielleicht denken Sie, dass Sie gar keine Zeit haben, sich bewusst und extra zu bewegen. Oder Sie denken, dass Sie sich im Pflegeberuf sowieso schon genug bewegen. Tatsache ist jedoch, dass Pflegearbeit oftmals einseitige Bewegungen fördert und fordert. Sie sollten also etwas tun, um einen Bewegungsausgleich zu ermöglichen. Jede Aktivität ist wirksam und positiv. Wenn Sie jede Chance auf Bewegung im Alltag nutzen, verbrennen Sie zusätzliche Kalorien. Einfach die Treppen steigen statt den Fahrstuhl benutzen, einfach mit dem Rad fahren statt mit dem Auto.

63. Tipp: Machen Sie Schluss mit dem Rauchen

Es ist bekannt, dass Rauchen nicht gesund ist. Gehören Sie zu denen, die gerne damit aufhören möchten, dann entscheiden Sie sich jetzt dafür. Schieben Sie es nicht auf die lange Bank.

Ich selber habe mit dem Rauchen aufgehört. Das ist schon fast 20 Jahre her und ich erinnere mich immer noch gut daran. Ich habe immer noch schwache Momente, in denen ich spüre, dass ich eine Zigarette rauchen würde, wenn ich noch Raucherin wäre. Klar ist, dass es keine leichte Aufgabe ist, mit dem Rauchen aufzuhören.

Hier sind ein paar Tipps für Sie, wenn Sie ihn wagen – den Schritt in eine rauchfreie Zukunft:

1. Wählen Sie einen fixen Termin, legen Sie den Tag, an dem Sie das erste Mal ohne Zigarette sein wollen, fest. Schieben Sie diesen Tag nicht auf die lange Bank. In maximal 14 Tagen sollte es soweit sein.
2. Räumen Sie alle Rauchutensilien aus Ihrem Umfeld.
3. Beschäftigen Sie sich mit etwas, was Sie ablenkt, wenn Sie ans Rauchen denken! Probieren Sie neue Beschäftigungen aus.
4. Bereichern Sie Ihre Geschmacksnerven, indem Sie möglichst viel trinken. Das ist natürlich Wasser, aber auch abwechslungsreiche Tees und Säfte.

5. Belohnen Sie sich! Bitte schenken Sie sich etwas Schönes von dem Geld, das Sie bislang für Zigaretten ausgegeben haben. Schnell kommt ein Taschenbuch oder Kinobesuch oder etwas anderes zusammen. Damit können Sie sich enorm ermutigen!
6. Bewegen Sie sich und treiben Sie Sport! Bewegung macht munter, lenkt ab und schenkt ein gutes Körpergefühl. Zudem beugen Sie leichten Gewichtszunahmen vor. Mit dem Rauchen aufzuhören ist der ideale Moment, sich neue Laufschuhe oder den Beitrag für ein Fitnessstudio zu leisten.
7. Achten Sie auf eine gesunde Ernährung. Naschen Sie viel Obst und Gemüse. Wenn Sie die Sehnsucht auf eine Zigarette treibt, dann nehmen Sie ein zuckerfreies Kaugummi oder zuckerfreie Süßigkeiten zu sich.
8. Vermeiden Sie Situationen, in denen Sie früher geraucht haben. Wenn Sie bspw. immer eine Zigarette zum Kaffee geraucht haben, dann wechseln Sie jetzt zu Tee. Abgesehen davon werden Sie staunen, wie intensiv Sie plötzlich das Aroma von verschiedenen Teesorten wahrnehmen werden. Nutzen Sie auch andere Plätze für die Pause – meiden Sie natürlich die Raucherecke – gehen Sie lieber fünf Minuten in der Natur spazieren
9. Überkommt Sie das Verlangen, wenden Sie bewusst Ihre Aufmerksamkeit etwas anderem zu! Es bringt nichts, sich auszumalen, wie schön etwas wäre, das Sie eigentlich nicht mehr machen wollen! Richten Sie Ihre Gedanken also lieber auf etwas Schönes, das Sie mit gutem Gewissen und ganzem Herzen tun können. Diese Attacken dauern nur kurz und gehen vorbei – ob Sie rauchen oder nicht. Das kann ein Buch sein, ein persönlich sehr wirksames inneres Bild, ein Duft, etc.
10. Werden Sie sich über die Bedeutung von Entzugserscheinungen bewusst! Ihr Körper signalisiert Ihnen damit, dass er auf dem besten Wege ist, sich von den Belastungen des Rauchens zu erholen und selbst zu reinigen! Freuen Sie sich darüber! Außerdem verschwinden diese Begleiterscheinungen bereits nach kurzer Zeit.
11. Wenn es ganz eng wird und sie meinen, ohne Nikotin nicht leben zu können, dann besorgen Sie sich in der Apotheke Nikotinpräparate, z. B. Pflaster oder Kaugummi. Ihr Apotheker berät Sie gerne!
12. Bleiben Sie standhaft! Weder eine gute noch eine schlechte Nachricht oder Laune erlaubt es ihnen, »nur die eine Zigarette« zu rauchen – die eine gibt es nicht, sie werden bald noch »eine« wollen und noch eine. Seien Sie stattdessen stolz auf sich!

13. Genießen Sie jeden Tag im vollen Bewusstsein, dass sie frei sind und Zigaretten nicht mehr nötig haben! Jeder einzelne Tag tut Ihrer Gesundheit, Ihren Mitmenschen und Ihrem Geldbeutel gut – Sie können sich über sich selbst freuen!

64. Tipp: Essen Sie gesünder

Stellen Sie sich die optimale gesunde Kost für einen Tag zusammen! Müsli mit Obst zum Frühstück, eine Banane als Zwischenmahlzeit, zum Mittagessen reichlich Reis mit Gemüse, nachmittags etwas Joghurt und abends Salat mit etwas magerem Fleisch oder Fisch. In der Phantasie lässt sich leicht eine gesunde Auswahl treffen.
Etwas mehr Ausdauer ist gefragt, sollen die Tipps im Alltag beherzigt und umgesetzt werden. Wenn Sie also heute schon an den Pausensnack von morgen denken, dann können Sie besser planen. Stiften Sie Ihre Kollegen an, dann sind Sie vielleicht nicht die einzige, die ihr selbstgemachtes Essen von zuhause mitbringt und sich damit »sonderbar« fühlt.
Besser rechtzeitig die Lust auf Süßes mit einem Stückchen Schokolade stillen, als im Heißhunger eine ganze Tafel auf einmal zu verschlingen. Sie müssen sich auch nicht quälen und um jede Konditorei einen großen Bogen machen. Süßigkeiten, ob Kuchen oder Gummibärchen, sind durchaus erlaubt – einmal am Tag und in Maßen.
Gesundes Essen kann ein wahrer Genuss sein. Zu viele Pfunde dagegen sind nicht nur eine tägliche Last für Körper und Seele, sondern sie erhöhen auch das Risiko, an einer Volkskrankheit zu leiden. 65 Prozent der Männer und 55 Prozent der Frauen gelten laut DGE-Ernährungsbericht in Deutschland als übergewichtig und sind somit stärker gefährdet, ernsthaft zu erkranken. (Deutsche Gesellschaft für Ernährung e.V.) Gerade in Pflegeberufen scheint Übergewicht auf Seiten der Pflegekräfte immer normaler zu werden. Dabei sind die von Übergewicht betroffenen Pflegekräfte kein gutes Beispiel für eine wertschätzende Selbstpflege.

Hier finden Sie nun als Anregung die 10 goldenen Regeln der DGE

1. Essen Sie vielseitig

Genießen Sie die Lebensmittelvielfalt, die wir hier in Deutschland haben. Merkmale einer ausgewogenen Ernährung sind abwechslungsreiche Auswahl, geeignete Kombination und angemessene Menge nährstoffreicher und energiearmer Lebensmittel. Und das passt auch in die Pausenbrotdose, oder?

2. Reichlich Getreideprodukte – und Kartoffeln

Brot, Nudeln, Reis, Getreideflocken, am besten aus Vollkorn, sowie Kartoffeln enthalten kaum Fett, aber reichlich Vitamine, Mineralstoffe, Spurenelemente sowie Ballaststoffe und sekundäre Pflanzenstoffe. Verzehren Sie diese Lebensmittel mit möglichst fettarmen Zutaten. Ein kalter Reissalat kann auch zur Arbeit mitgenommen werden.

3. Gemüse und Obst – Nimm »5« am Tag

Genießen Sie 5 Portionen Gemüse und Obst am Tag, möglichst frisch, nur kurz gegart, oder als Saft – idealerweise zu jeder Hauptmahlzeit und auch als Zwischenmahlzeit: Damit werden Sie reichlich mit Vitaminen, Mineralstoffen sowie Ballaststoffen und sekundären Pflanzenstoffen versorgt. Das Beste, was Sie für Ihre Gesundheit tun können. Gerade Obst und Gemüse lässt sich gut vorbereiten und verpacken, sodass Sie diese Gesundheitsboten gut in der Pause genießen können. Oder bereiten Sie sich einen frischen Salat am Arbeitsplatz zu.

4. Täglich Milch und Milchprodukte

Ein- bis zweimal in der Woche Fisch; Fleisch, Wurstwaren sowie Eier in Maßen. Diese Lebensmittel enthalten wertvolle Nährstoffe, wie zum Beispiel Calcium in Milch, Jod, Selen und Omega-3-Fettsäuren in Seefisch. Fleisch ist wegen des hohen Beitrags an verfügbarem Eisen und an den Vitaminen B1, B6 und B12 vorteilhaft. Mengen von 300–600 Gramm Fleisch und Wurst pro Woche reichen hierfür aus. Bevorzugen Sie fettarme Produkte, vor allem bei Fleischerzeugnissen und Milchprodukten. Wenn Sie auf Fleisch verzichten wollen, dann gleichen Sie bitte den Eiweißverlust durch andere Eiweißlieferanten aus, wie z. B. Tofuprodukte.

5. Wenig Fett und fettreiche Lebensmittel

Fett liefert lebensnotwendige (essenzielle) Fettsäuren und fetthaltige Lebensmittel enthalten auch fettlösliche Vitamine. Fett ist besonders energiereich, daher kann zu viel Nahrungsfett Übergewicht fördern, möglicherweise auch Krebs. Zu viele gesättigte Fettsäuren fördern langfristig die Entstehung von Herz-Kreislauf-Krankheiten. Bevorzugen Sie pflanzliche Öle und Fette (zum Beispiel Raps- und Sojaöl und daraus hergestellte Streichfette). Achten Sie auf unsichtbares Fett, das in Fleischerzeugnissen, Milchprodukten, Gebäck und Süßwaren sowie in Fast-Food- und Fertigprodukten enthalten ist. Insgesamt 60 bis 80 Gramm Fett pro Tag reichen aus.

6. Zucker und Salz in Maßen

Verzehren Sie Zucker und Lebensmittel, beziehungsweise Getränke, die mit verschiedenen Zuckerarten (zum Beispiel Glucosesirup) hergestellt wurden, nur gelegentlich. Würzen Sie kreativ mit Kräutern und Gewürzen und wenig Salz. Bevorzugen Sie jodiertes Speisesalz.

7. Reichlich Flüssigkeit

Wasser ist absolut lebensnotwendig. Trinken Sie rund 1,5 Liter Flüssigkeit jeden Tag. Bevorzugen Sie Wasser – ohne oder mit Kohlensäure – und andere kalorienarme Getränke. Alkoholische Getränke sollten nur gelegentlich und nur in kleinen Mengen konsumiert werden. Dieses ist ja eine der Regeln für eine gesunde Ernährung, die Sie Ihren Klienten immer wieder »predigen«, also sollte sie auch für Sie gelten.

8. Schmackhaft und schonend zubereiten

Garen Sie die jeweiligen Speisen bei möglichst niedrigen Temperaturen, soweit es geht kurz, mit wenig Wasser und wenig Fett – das erhält den natürlichen Geschmack, schont die Nährstoffe und verhindert die Bildung schädlicher Verbindungen.

9. Nehmen Sie sich Zeit, genießen Sie Ihr Essen

Bewusstes Essen hilft, richtig zu essen. Auch das Auge isst mit. Lassen Sie sich Zeit beim Essen. Das macht Spaß, regt an vielseitig zuzugreifen und fördert das Sättigungsempfinden. Dies können Sie am Arbeitsplatz erreichen, wenn Sie sich wirklich an einen Platz zurückziehen, an dem Sie in Ruhe essen können.
Oft findet sich bei Pflegekräften die ungesunde Mischform von Dienstübergabe, Dienstbesprechung und Pause zur gleichen Zeit. Achten Sie hier ganz besonders auf den Erholungs- und Genussaspekt.

10. Achten Sie auf Ihr Gewicht und bleiben Sie in Bewegung

Ausgewogene Ernährung, viel körperliche Bewegung und Sport (30 bis 60 Minuten pro Tag) gehören zusammen. Mit dem richtigen Körpergewicht fühlen Sie sich wohl und fördern Ihre Gesundheit.

65. Tipp: Achten Sie auf Ihre eigene Arbeitssicherheit

Kennen Sie das? Ihr Rücken schmerzt nach täglicher Pflegearbeit, Sie sind mal wieder mit dem Schuh am Fuß des Toilettenstuhls Ihrer Klientin hängengeblieben…

Informieren Sie sich, welche Anforderungen an die Arbeitssicherheit es in Ihrer Einrichtung gibt. Achten Sie darauf, dass Sie diese Anforderungen einhalten.
Sorgen Sie für eine verständliche Information über die Anforderungen. Bitten Sie Ihre Vorgesetzten darum, dass rückenschonendes Arbeiten immer wieder geschult wird, auch wenn neue Hilfsmittel wie z. B. Lifter verwendet werden.

Übernehmen Sie die Initiative, um

- Kooperationen mit Krankenkassen anzustreben. Viele Krankenkassen geben Zuschüsse für Bewegungsschulungen oder Präventionskurse;
- bei Ihrer Vorgesetzen Kinästhetik-Schulungen anzuregen;
- eine Betriebssportgruppe zu gründen (Best practise: Mitarbeiter der AWO Hannover führen regelmäßig Laufaktivitäten durch, nehmen am Marathon teil, etc.)

66. Tipp: Führen Sie ein Gesundheitsmanagement in der Einrichtung ein

Pflegeeinrichtungen und Pflegedienste sind zur betrieblichen Gesundheitsförderung verpflichtet. Das ist auch gut so, denn die Belastungen im Pflegealltag sind hoch.
Ein Konzept zur Gesundheitsförderung sollte nicht nur auf dem Papier stehen, sondern gelebter Alltag sein.
Es sollte auf die Mitarbeiter und deren Arbeitsbedingungen ausgerichtet sein. »Die Maßnahmen sollten auf einer sorgfältigen Ist-Analyse basieren, die sich auf gesundheitsrelevante Informationen stützt, wie Arbeitsbelastung, subjektiv wahrgenommene Beschwerden, Risikofaktoren, Berufskrankheiten und krankheitsbedingte Fehlzeiten.« (Kämmer 2008, S. 350)
Ziel einer Gesundheitsförderung sollte ein Konzept sein, das sich hinterher als ganzheitlich bezeichnen lässt.
Die Berufsgenossenschaft für Gesundheitsdienst und Wohlfahrtspflege hat ein solches Konzept entwickelt. Es bezieht drei Kompetenzbereiche der Mitarbeiter ein:

1. **Soziale Kompetenz:** Fähigkeit, mit unterschiedlichen Persönlichkeiten in verschiedenen Situationen angemessen umgehen zu können.
2. **Personale Kompetenz:** Guter Umgang mit sich selbst und den eigenen Ressourcen; Fähigkeit zur Selbstreflexion und Selbstentwicklung
3. **Methodische Kompetenz:** Fähigkeit, durch bestimmte Arbeitsweisen Arbeitsziele möglichst optimal zu erreichen und Probleme selbständig bewältigen zu können. (Berufsgenossenschaft für Gesundheitsdienst und Wohlfahrtspflege. 2007, S. 4)

Das Qualifizierungsprogramm »Gesundheitsförderung durch Personalentwicklung« unterstützt Pflegekräfte, eigene Handlungsmöglichkeiten besser einzuschätzen und zu nutzen. Kompetente Pflegekräfte meistern Krisensituationen besser, sie sind selbstbewusster, motivierter und zufriedener in ihrer Arbeit.
Wir stehen hinter dem Ansatz, dass Personalentwicklungsmaßnahmen die Qualifikation und Motivation von Pflegekräften steigern, denn wir führen selbst solche Veranstaltungen durch.
Ziele solcher Maßnahmen sind:

- Förderung der Gesundheit und des Wohlbefindens der Mitarbeiter
- Steigerung der Zufriedenheit und Leistungsfähigkeit
- Reduzierung Krankenstand
- Verbesserung der Arbeitsergebnisse und damit Betreuungsqualität
- Anhebung der Leistungsfähigkeit der Einrichtung
- Förderung des Betriebsklimas

Weiterhin sollte ein betriebliches Gesundheitsmanagement folgende Aspekte berücksichtigen:

- Rahmenbedingungen, wie z. B. Gesundheitszirkel, Sportgruppen, Bewegungsprogramme, psychosozialer Dienst, Kurse zu Bewegungsförderung wie z. B. Yoga und Rückenschulen;
- Angebote einer gesundheitsfördernden Ernährung (Heimküche, Zusammenarbeit mit anderen Einrichtungen, Salatbuffet, Frühstücksbuffet, etc.);
- Maßnahmen der Arbeitsplatzergonomie (Anpassen von Betthöhen, Stühlen, Computerarbeitsplätzen, etc.);
- Arbeitszeitgestaltung: Planung der Schichten, Berücksichtigung von familienfreundlichen Arbeitszeiten, diverse Arbeitszeitmodelle;
- Karriereberatung (Maßnahmen der beruflichen Weiterbildungsmöglichkeiten, Laufbahnplanung);
- Maßnahmen im Bereich der Lohnkosten; z. B. eine Beteiligung an Gesundheitskosten.

Wenn Sie das Gefühl haben, dass es im Bereich der Gesundheitsförderung in Ihrer Einrichtung etwas zu verbessern gibt, dann ergreifen Sie – vielleicht auch mit ein paar Kollegen gemeinsam – die Initiative und schlagen Sie Ihrem Vorgesetzten etwas vor.
Hier noch eine Auswahl an Maßnahmen, die Ihnen gewiss gut tun:
Körperbezogen: Betriebssport, Bewegungskurse, Gesundheitszirkel (evtl. in Zusammenarbeit mit Krankenkasse), Massagedienste, Bewegungspausen, Rückenschule,

Kinästhetikkurse, Schulung des Hilfsmitteleinsatzes, Angebote für eine gesunde Ernährung, Nutzung der Snoezelenräume, freundliche und machbare Pausenkultur, Nichtraucherprogramme, Koch- und Ernährungskurse, etc.
Psychosozial: Supervision, Coaching, Teamentwicklungstage, Klausurtagungen, sinnstiftenden Maßnahmen, Fallbesprechungen, kollegiale Beratung, wertschätzende Unternehmenskultur, Feste und Feiern, etc.

67. Tipp: Nutzen Sie die Macht Ihrer Gedanken

Unsere Gedanken, seien sie positiver oder negativer Natur, begleiten uns durch den Alltag. »Alles, was Sie heute sind und haben, ist ein Ergebnis ihrer Gedanken.«[8]
Besonders interessant ist die Möglichkeit, dass wir unsere Gedanken steuern können, zumindest in vielen Situationen.
Es gibt **positive Gedanken**, die uns stärken, wie z. B.
»Ich mache meine Arbeit gut!«
»Ich habe genug Zeit, um meine Arbeit zu erledigen.«
»Meine Kolleginnen mögen mich.«
Solche Gedanken geben Kraft und lenken unsere Aufmerksamkeit auf die positiven Aspekte des Lebens und Arbeitens.

Negative Gedanken sind dagegen richtige Energieräuber. Gewinnen sie die Oberhand, können sie uns regelrecht krank machen. Hier ein paar Beispiele:
»Ich halt den Stress nicht mehr aus.«
»Immer muss ich die Drecksarbeit machen.«
»Was ich sage, interessiert sowieso keinen.«
In einer Studie wurden zwischen 1962 und 1965 rund 800 Patienten in einer amerikanischen Klinik psychologisch getestet. Man wollte herausfinden, inwieweit sich negative Gedanken auf die Gesundheit auswirken. Das Ergebnis der Untersuchung ist deutlich: »Nach 30 Jahren hat man diese Person noch einmal untersucht und festgestellt: Je pessimistischer die Betreffenden eingestellt waren, desto größer war ihr Risiko, vorzeitig zu sterben.«[9]
Nutzen Sie also die Kraft Ihrer Gedanken, machen Sie **positive Gedanken** zu Ihren **täglichen Energielieferanten**.

[8] Schonert-Hirz 2002, S. 92
[9] Ebd. S 115

Hier einige Beispiele für heilende Gedanken:
Eigenverantwortung übernehmen: »Ich übernehme die Verantwortung für meine Gedanken, Worte und Werke. Das Leben ist das, was ich daraus mache.«[10]
Gelassen sein: »Mit Geduld und fröhlicher Gelassenheit reagiere ich auf die täglichen Herausforderungen«[11]
Gutes tun: »Ich tue Gutes, und Gutes kommt zurück«[12]
Motiviert sein: »Ich bin ein hochwertiges Mitglied in meinem Team. Ich bin jederzeit verantwortungsbewusst und absolut zuverlässig.«[13]

So gehen Sie mit Ihren kritischen Gedanken um:
Erinnern Sie sich bewusst an Situationen, in denen Ihnen die positiven Gedanken als erstes in den Sinn kamen. Achten Sie auf diese ressourcevollen Momente.
Mit den anschließenden Tipps können Sie diese Situationen noch verstärken:
Die Kraft von Liedern nutzen: Viele Lieder sind voller positiver Gedanken. Diese können uns Kraft geben und werden nicht selten zu Lieblingsliedern. Hier ein paar Liedzeilen von Gila Antara, einer Liedermacherin, die uns gut tut: »Wie kann jemand Dir jemals sagen, dass Du weniger bist, als wunderschön. Wie kann jemand Dir jemals sagen, Du bist nicht ok. Wie kann jemand es nicht bemerken, dass Deine Liebe ein Wunder ist, wie tief unsere Seelen verbunden sind.«[14] Für jemanden anderes ist es der Song von AC/DC »Take me down to the paradise city«, den er auf dem Weg zur Arbeit hört.
Schreiben Sie **stärkende Gedanken** auf und tragen Sie sie in der Tasche oder haben Sie eine Sprüchekarte, die Ihnen gut tut, am Spind.
Positive Anker: Tragen Sie einen Stein in der Tasche, den sie im Urlaub gefunden haben, oder den Sie von jemanden Besonderen geschenkt bekommen haben. Dieser wird sie immer an eine besondere Zeit erinnern.
Achten Sie auf **gute Kontakte:** Denken Sie an Ihren liebsten Kollegen, Ihre liebste Klientin, Ihre liebsten Angehörigen. Wärmen Sie sich an diesen guten Beziehungen.
Machen Sie sich ihre **eigene Checkliste** »Ich bin Klasse« mit den Kategorien:
»Das mag ich an mir«: z. B.: meine Größe, meine Augen, meine Gesundheit, mein Wissen, meine Freunde, meine Haarfarbe, …

---

[10] Freitag 2003, S. 22
[11] Ebd. S. 26
[12] Ebd. S. 30
[13] Ebd. S. 81
[14] Gila Antara 2005

»So bin ich«: z. B. belastbar, humorvoll, hilfsbereit, kreativ, geduldig, anpassungsfähig, direkt, ...
»Ich kann gut«: den Überblick bewahren, im Garten arbeiten, Menschen verbinden, andere verwöhnen, Verantwortung übernehmen, improvisieren, zuhören, motivieren, heimwerken, die Ruhe bewahren, ...

68. Tipp: Treiben Sie gemeinsam Sport

Immer mehr Unternehmen widmen sich der Gesundheitsförderung von Mitarbeitern, denn gesunde, leistungsfähige und leistungsbereite Mitarbeiter sind das wichtigste Kapital eines Unternehmens. Aber es geht noch um mehr: Fitte Menschen sind glücklicher, denn bei sportlichen Aktivitäten wird das Glückshormon Endorphin ausgeschüttet. Die Qualität der Zusammenarbeit im Team steigt, das Wir-Gefühl wird gestärkt. Das Arbeitsklima verbessert sich, weil die Mitarbeiter sich in anderen Kontexten erleben als üblich. Firmenmarathons, Nordic Walking, Skifreizeiten, Rückenkurse, bewegte Mittagspausen oder auch Fußballturniere boomen in deutschen Unternehmen. Gerade in der Pflegebranche ist das Thema körperliche Fitness ein absolutes Muss, geht es doch um die Pflege und Gesunderhaltung von Menschen.
So können Sie selbst loslegen:

- Nehmen Sie mit Ihrem Team an öffentlichen Firmenläufen teil, das stärkt Ihr Wir-Gefühl, macht Spaß, schafft ein gemeinsames Thema und ganz nebenbei machen Sie Werbung für Ihre Pflegeeinrichtung.
- Nutzen Sie die ersten fünf Minuten der Dienstbesprechung für ein gemeinsames Bewegungsprogramm. Das können durchaus stets dieselben Übungen sein. Nutzen Sie Anregungen aus Kursen im Fitnessstudio, lassen Sie sich hilfreiche Übungen von der Physiotherapeutin zeigen, fragen Sie Ihre Kinder nach Übungen aus dem Sportverein. In vielen Büchern finden Sie Übungen anschaulich beschrieben. Lassen Sie das Übungsprogramm zu einem täglichen gemeinschaftlichen Ritual werden, das von einer Person Ihres Teams angeleitet wird.
- Nutzen Sie einen Betriebsausflug, um gemeinsam zu paddeln, zu wandern oder auch eine Radtour zu machen.
- Treffen Sie sich 1 x pro Woche mit Kollegen zum Nordic Walking oder Joggen.
- Regen Sie die Ergotherapeutin an, zu einer festen Zeit einen Rückenkurs für die Mitarbeiter anzubieten.
- Organisieren Sie ein Volleyball-, Fußball-, Völkerballturnier oder ähnliches mit anderen pflegerischen Einrichtungen oder Dienstleistern, mit denen Sie zusammenarbeiten.

8 Tipps für eine erfolgreiche Kommunikation

69. Tipp: Erkennen Sie die Chancen einer guten Kommunikation

Ohne Kommunikation läuft nichts, wirklich gar nichts. Sie ist wesentliches Element der Pflege, der Beziehungen und Zusammenarbeit. Wenn Sie gelungen und zufriedenstellend miteinander kommunizieren, erfahren Sie Nähe und Beziehung. Ist die Kommunikation gestört, empfinden Sie das genauso schnell als unangenehm oder sogar schmerzhaft. Die Situationen, in denen im Pflegeberuf kommuniziert werden, sind äußerst vielfältig und teilweise sehr prekär.
Kommunikation findet statt:

- Zwischen sehr müden, gestressten und abgehetzten Menschen;
- in Situationen, in denen jemand stirbt;
- mit überforderten Angehörigen, die voller Sorge, Ängste und Vorwürfe sind;
- mit Leitungskräften, die nicht immer leitungssicher sind;
- im Spannungsfeld gerontopsychiatrischer Erkrankungen;
- zwischen Tür und Angel, auf der Toilette, etc.

»Kommunikation ist nicht nur die wichtigste Schlüsselkompetenz im Berufsleben, sondern auch eine der entscheidenden Fähigkeiten für ein glückliches Privatleben und für ein nachhaltiges Überleben unserer Gesellschaft in der Zukunft. (Sohr et al., 2006, S. 4) Um festzustellen, ob eine konstruktive oder destruktive Kommunikation herrscht, ist die nachfolgende Auflistung eine gute Hilfe. Sie regt gleichzeitig an, sich mit der konstruktiven Form zu beschäftigen.

Tabelle 1: Merkmale destruktiver und konstruktiver Konfliktaustragung (vgl. Mager 2002, S. 36).

Destruktiv	Konstruktiv
Eine Auseinandersetzung über das Konfliktthema wird lange Zeit vermieden. (Das bringt ja doch nichts)	Die Konfliktpartner erkennen das Problem und suchen frühzeitig nach einer einvernehmlichen Lösung.
Die andere Person bzw. ihre Bedürfnisse werden als Problem angesehen, deshalb sprechen die Beteiligten in Du-Botschaften.	Alle Beteiligten bemühen sich, Bedürfnisse, Gefühle und die eigene Sichtweise vorwurfsfrei mitzuteilen, sprechen also in Ich-Aussagen.

Destruktiv	Konstruktiv
Die Kommunikation ist indirekt und ungenau, die Lösung des Problems wird leicht aus den Augen verloren.	Die Kommunikation ist offen und direkt und auf die Lösung des Konflikts orientiert.
Es bestehen nur geringe Bereitschaft und Fähigkeit, einander zuzuhören. Kontrahenten werden unterbrochen oder mundtot gemacht.	Jede Person hat ausreichend Gelegenheit, ihre Sichtweise des Problems zu schildern, und ihr wird einfühlend zugehört.
Die Auseinandersetzung beginnt häufig mit dem Vorschlag von Lösungen (Könnten Sie Ihren Urlaub nicht um drei Wochen verlegen?)	Die Auseinandersetzung beginnt mit dem Herausarbeiten der Bedürfnisse aller Beteiligten. (Welche Urlaubswünsche bestehen?)
Die Verantwortung für die eigenen negativen Gefühle, zum Beispiel Ärger, wird dem anderen angelastet.	Gefühle werden direkt ausgedrückt, ohne jedoch dem anderen die Schuld an dem Gefühl zu geben.
Es wird oft mehr mit Dritten über das Problem geredet als mit dem Konfliktpartner.	Die Konfliktpartner verhandeln ausschließlich miteinander über das Problem und mögliche Lösungen.
Zielrichtung ist recht behalten und siegen wollen.	Zielrichtung ist eine einvernehmliche Lösung (= Konsens).

Wenn Sie im Alltag erleben, dass die Kommunikation nicht so ist, dass Sie sich wohlfühlen, dann hat das viele Gründe. Hilfreich ist es immer, dieses Unbehagen anzusprechen. Selbstverständlich sind Trainings für eine erfolgreiche Kommunikation sehr nützlich. Im geschützten professionellen Rahmen können Sie gemeinsam mit einer Trainerin üben.
Wenn sich dieser Wunsch nach einem Training nicht erfüllt, dann können Sie selber anfangen, eine Kommunikation zu leben, die Ihnen entspricht und die Sie sich von anderen auch wünschen.

70. Tipp: Vermeiden Sie Tratsch und Klatsch im Alltag

Klatsch und Tratsch im Alltag scheinen normal zu sein. »Haste schon gehört…«, beginnt es und schnell geht es weiter, dass hinter dem Rücken über einen Kollegen gesprochen wird. »Über Dritte zu sprechen ist ein menschliches Bedürfnis, denn es entlastet die Seele und hilft, Emotionen loszuwerden. Wir können uns in kühnen Verallgemeinerungen ergehen, schimpfen oder uns lustig machen, ohne dass wir zur Rechenschaft gezogen werden. Das verschafft uns eine kurze Pause vom Ernst des Lebens, wir tanken auf. Wir sprechen aber nicht nur über Dritte, um uns abzureagieren, sondern auch, um zu überprüfen, ob wir mit dem, was wir erleben, denken und fühlen, alleine dastehen oder nicht. Wir bestätigen oder relativieren in diesen Gesprächen unsere Wahrnehmung. Dabei reflektieren wir uns als Person und in unseren Rollen und verarbeiten Erfahrungen.« (Schlehuber & Molzahn 2007, S. 230ff.)

Deutlich wird, dass Klatsch und Tratsch eine wichtige Funktion haben. Wenn Sie aber neben dem Tratsch und Klatsch nicht mehr dem Objekt Ihrer Gedanken gegenüber treten können und die Worte direkt – von Angesicht zu Angesicht – sagen können/möchten, dann ist etwas faul. Dann entstehen Verletzung, Übertreibungen, Tabus und der Anfang zum perfekten Mobbing ist gelegt. Achten Sie deshalb auf das, was Sie sagen.

71. Tipp: Nutzen Sie die Grundlagen der gewaltfreien Kommunikation

»Gewaltfreie Kommunikation (GFK) ist eine Art des Umgangs miteinander, die den Kommunikationsfluss, der im Austausch von Informationen und im friedlichen Lösen von Konflikten notwendig ist, erleichtert. Der Focus liegt dabei auf Werten und Bedürfnissen, die alle Menschen gemeinsam haben, und wir werden zu einem Sprachgebrauch angeregt, der Wohlwollen verstärkt. Ein Sprachgebrauch, der zur Ablehnung oder Abwertung führt, wird vermieden.«[15] Diese grundlegenden Form der Kommunikation hat ähnliche Wurzeln wie die Validation nach Feil.

Sie wurde von Dr. Marshall Rosenberg entwickelt, einem amerikanischen Psychologen. Er studierte bei Carl Rogers, jenem Professor der 1950er und 1960er Jahre, der die Grundlagen der einfühlsamen Gesprächshaltung entscheidend geprägt hat.

»Die Gewaltfreie Kommunikation hat in der Zeit von Carl Rogers ihre Wurzeln als eine wertschätzende, kooperative Praxis, die eine deutliche Verwandtschaft hat zu Thomas Gordon (Familienkonferenz) und zur Mediation, der Vermittlung in Konflikten durch einen allparteilichen Moderator. Die Gewaltfreie Kommunikation ist keine Rhetorik-Strategie und schon gar keine Trickkiste zur Durchsetzung Ihrer Ziele.« (Gens 2007, S. 7)

Rosenberg gründete 1985 das Center for Nonviolent Communication (CNVC), von dem aus in aller Welt Konfliktschlichtungen und Ausbildungen in der GFK durchgeführt werden.

[15] Klein & Gibson 2004

Zentraler Kern seines Modells ist der 4-Schritte Prozess – ein einfaches nachvollziehbares Handwerkszeug.
Es sind die vier Schritte:
1. Schritt: Beobachtung
2. Schritt: Gefühl
3. Schritt: Bedürfnis
4. Schritt: Bitte/Handlung

Hier ein Beispiel (Holler 2004, S. 33):

1. Schritt: Beobachtung: Welche Handlung stört Sie?	»Wenn ich Dich den Rasen mähen höre, …
2. Schritt: Gefühl Wie fühlen Sie sich dabei?	… dann bin ich etwas genervt, …
3. Schritt: Bedürfnis Um welches Bedürfnis geht es Ihnen?	… weil mir wichtig ist, konzentriert zu arbeiten.
4. Schritt: Bitte/Handlung Worum bitten Sie, um Ihr Bedürfnis zu erfüllen?	Kannst Du mit dem Rasenmähen bitte noch eine halbe Stunde warten?«

Die vier Schritte noch einmal genauer:
1. Schritt: Beobachtung: »Wenn ich sehe (höre), dass du ….«
Wir nennen ohne Interpretation oder Bewertung, was wir wahrnehmen, und beziehen uns darauf.
2. Schritt: Gefühl: » ….fühle ich mich ….«
Es folgt die Beschreibung dessen, was ich fühle, ohne direkte oder indirekte Schuldzuweisung oder Ursachenvermutung.
3. Schritt: Bedürfnis: » ….weil ich brauche ….«
Dann kommt eine Formulierung des Bedürfnisses, das durch die Handlung oder Situation nicht befriedigt ist.
4. Schritt: Bitte/Handlung: »Darum hätte ich gerne/bitte ich Dich …«
Schließlich drücken wir eine realistische Bitte in positiver Handlungssprache aus. (Gens 2007, S. 13)

Es gibt diese vier Schritte auch für die Einfühlung in sich selbst und in den anderen. Dies ist der zweite Schlüssel dieser Methode im Alltag.
Hier die Anwendung
1. Schritt: Beobachtung: »Wenn Du siehst (hörst) dass, ….«
Wir nennen eine Vermutung, worauf der andere reagiert hat.

2. Schritt: Gefühl: » ....fühlst Du Dich ....?«
Wir versuchen nachzuempfinden, was der andere in dieser Situation fühlt. Manchmal müssen wir mehrfach fragen, bis der andere zustimmt. Dann wird er meist erleichtert wirken.
3. Schritt: Bedürfnis: » ....weil Du brauchst ....?«
Wir vermuten, welches durch den Konfliktfall nicht befriedigte Bedürfnis es sein könnte.
4. Schritt: Bitte/Handlung: »Hättest Du gern ...?«
Wir nennen eine konkrete Handlung, die der Erfüllung des Bedürfnisses am besten entspricht. (Gens, 2007, S. 17)

72. Tipp: Ihre Landkarte ist nur Ihre Landkarte

Im NLP, dem neurolinguistischen Programmieren, gibt es eine zentrale Grundannahme, die wir hier sehr gerne zur Verfügung stellen: »Menschen reagieren auf ihre Abbildung der Realität, nicht auf die Realität selber! Die Landkarte ist nicht die Welt! Wir alle haben verschiedene Karten, innere Abbildungen von der Welt, mit deren Hilfe wir uns in ihr orientieren. Keine dieser Karten stellt die Welt vollständig akkurat dar. Speziell in der Pflege von Menschen mit Demenz sind genau diese anderen Landkarten das Spannende. Es sind ja nicht nur andere Länder, in denen der Betroffene gerade ist, es sind ja auch andere Zeiten. Bestimmt fallen Ihnen beim Lesen viele Menschen ein, die an anderen Orten und in anderen Zeiten zu sein scheinen. Mit der Landkarte sind jedoch nicht nur die Zeitreisen gemeint. Diese Annahme gilt für uns alle. Wenn ich sage »Sonnenuntergang« oder »Finanzkrise«, haben Sie sicherlich alle eine andere Vorstellung und ein anderes Gefühl dazu.« (Messer 2009, S. 92)
Was hier speziell für die Pflege von Menschen mit Demenz dargestellt ist, gilt für alle. Wir nehmen alle etwas Unterschiedliches um uns herum wahr. Meist denken wir tatsächlich, dass das, was wir wahrnehmen, allgemeingültig ist. Irrtum. Ihr Gegenüber erklärt sich die Welt anders.
Aus diesem Grunde ist es wichtig, bei Gesprächen erst einmal einen Konsens herzustellen, das ist manchmal auch schon eine Definition: Was meinen beide Gesprächspartner, wenn sie von einem unaufgeräumten Zimmer, Pünktlichkeit, Standard, Teamstimmung, etc. sprechen?

Sorgen Sie selber dafür, dass Sie

- wissen, dass alle anderen Menschen um Sie herum eine andere Landkarte haben, also anders wahrnehmen, anders interpretieren;
- auch aktiv daran beteiligt sind, Gemeinsamkeiten als Gesprächsbasis herzustellen.

73. Tipp: Zeigen Sie wirkliches Interesse für andere Menschen

Eine zentrale Komponente für das Gelingen eines Gesprächs ist das Interesse, die offene und zugewandte Haltung zu einem Gegenüber. Interesse ist von Neugier und Lust auf Anderes und Neues begleitet.

Ohne Interesse verfügen wir nicht über die nötige Energie und Offenheit, etwas in uns aufzunehmen, etwas zu prüfen, auf etwas oder auf jemanden wirklich zuzugehen und ihm zu begegnen. Dies betrifft unsere Haltung anderen Menschen oder aber auch Objekten gegenüber.

Wenn Interesse auf Interesse trifft, wird Energie frei und potenziert sich. Sehr stark erfahren wir dies in der Verliebtheit oder in ersten spannenden Begegnungen. Interesse ist der Nährboden für Beziehung und eine der Voraussetzungen für das Gelingen längerfristiger Beziehungen. Mit Interesse sind Sie in der Lage, sich immer wieder neu auf jemanden einzulassen, neue Seiten zu entdecken und kennen zu lernen, und sich nicht durch die Gewohnheit und Ihre Bilder, die Sie mit der Zeit vom anderen in sich tragen, der Begegnung zu entziehen.

Kennen Sie auch folgende Situation, dass Sie beim Einkaufen oder im Büro ein Gespräch mit einem Bekannten hatten und am Abend aber nicht mehr so genau wissen, was er Ihnen genau sagen wollte? Dass Ihr Chef Sie auf einen Fehler aufmerksam macht, und Sie sich in Schuldgefühlen und Minderwertigkeitsgefühlen verstricken und die Relationen verlieren? Dass Ihr Partner einen Abend für sich will und Sie sich angegriffen und abgelehnt fühlen, obschon er Ihnen versichert, dass er Sie liebt?

Hören Sie ernsthaft hin, wenn Menschen sprechen und etwas vertreten, was Sie selbst ablehnen?

Nicht immer ist unser Kontakt zu unserem Selbst zugänglich. Ist der Kanal zu dieser Quelle verstopft, sind wir nicht offen für andere, können nichts geben und schon gar nichts hineinlassen. Frühe Verletzungen haben unsere Erfahrung von uns in Beziehungen geprägt und überlagern den freien Zugang zum Selbst. Wir haben uns darüber hinaus zu schützen gelernt. Wir möchten keinen Schmerz spüren und keine weiteren Verletzungen mehr erfahren. So haben wir uns unsere ganz individuelle

Art von Schutz zugelegt, unseren Charakter. Dieser Schutz kann mehr als Abwehr, Ablehnung, Verschlossenheit und Unzugänglichkeit daherkommen. Oder aber er ist überlagert durch einen Charakterzug von Anpassung und Nettsein, von einem Bemühen, anzukommen und anerkannt und geliebt zu werden.
Beides sind Abwehrstrategien. Sie verhindern Kontakt und Kommunikation. Sind wir im Moment einer Begegnung identifiziert mit unseren früheren Verletzungen oder Beziehungserfahrungen, so werden wir sehr schnell unsere Schutzmechanismen aktivieren. Das kann immer wieder – auch unbewusst – auftreten. In Kontakten mit Vorgesetzten, Klienten, Angehörigen, Kollegen, Nachbarn etc. Das Interesse am anderen und am gemeinsamen Wachsen und Austauschen hat keinen Platz mehr und wird verdrängt durch Angst. Dasselbe gilt, wenn wir bei anderen gut dastehen möchten. Wir sind nicht frei, wir sind nicht mehr wir selbst. Wir versuchen so zu sein, wie wir meinen, dass der andere uns möchte, und so kann er nicht erfahren, wie wir sind.
Angriffe, Verletzungen, selektives Hören, Rechthaberei, Rechtfertigung, dauerndes Sprechen, demonstratives Schweigen, geistiges und emotionales Wegtreten usw., all dies sind Kommunikationsverhinderer. Wirkliches Interesse fehlt oder kann nicht mobilisiert werden, weil es unter Ängsten vergraben ist.
Was ist zu tun?
Zum einen müssen Sie Ihre persönlichen Themen angehen, sie heilen und damit erwachsen werden. Sie müssen sich bewusst sein, dass diese Themen häufig wieder auftauchen werden und oft nichts mit Ihrem aktuellen Gegenüber zu tun haben.

74. Tipp: Üben Sie sich im Small Talk

Gut reden zu können, gilt heute als berufliche Qualifikation. Small Talk ist immer die nette, unkomplizierte Unterhaltung. Immer wieder treffen Pflegekräfte auf andere Menschen, auf Firmenfeiern, in Arztpraxen, im Krankenhaus, auf Messen, etc. Immer wieder sind Ihre Fähigkeiten gefragt, wenn Sie mit anderen Menschen in Kontakt kommen wollen.
Hier die wichtigsten Regeln des Small Talk:
Nicht aufdrängen: Stehen mehrere Menschen zusammen, ist genau auf die Körpersprache zu achten. Bei zwei Personen, die sich gegenüberstehen, ist kein Platz für Sie. Dieses Paar möchte keine weiteren Gesprächspartner dabei haben. Stehen zwei Personen hingegen nebeneinander, heißt dies, hier ist noch Platz für andere Personen. (Quittschau & Tabernig 2007, S. 83–84)

Technik: Immer den Gesprächspartner in den Mittelpunkt stellen. Das Gespräch mit offenen Fragen lenken, dabei nicht löchern oder aushorchen. Interessierte Fragen stellen, selbst auch auf Fragen antworten – es gilt das Prinzip: Erst Du, dann ich. Signale beachten: Wenn jemand nur einsilbig antwortet, das Thema nicht vertiefen, Gespräch lieber ruhen lassen. Nie vergessen, wen man vor sich hat. Hierarchische Verhältnisse sind nicht aufgehoben.

Themenwahl: Wetter, Wetterkatastrophen vermeiden, Beruf und Ausbildung, Partnerschaft und Familie, dabei nie über persönliche Krisen sprechen, Orte und Natur, Urlaub und Reisen, Wohnen und Lebensstil, Essen und Trinken, Kultur und Bildungsthemen nur mit Fingerspitzengefühl angehen. Niemals mit Wissen angeben, stattdessen vornehm verpacken. Vermeiden: Politik, Religion, Krankheiten, allgemeine Probleme wie z. B. körperliche (Alter, Gewicht), Lästern über Dritte, obszöne Witze.

Richtig zuhören: Blickkontakt, Nicken, Kopf schütteln, Rückmeldungen wie »Hm«, »Ach so«

Das Gespräch richtig beenden: Kleine Gesprächspause für den Ausstieg nutzen, gleichzeitig erklären, warum man das Gespräch beenden will: »Oh, es ist schon spät. Ich würde mich an dieser Stelle gerne verabschieden«. Gespräch und Gesprächspartner loben. »Vielen Dank für das sehr nette Gespräch.« In die Zukunft blicken: »Ich hoffe, das wir uns bald wieder sehen«. Freundlich verabschieden, immer mit einem Lächeln, wenn es passt, auch mit Händedruck.

Ausdrucksweise: Füllworte wie »irgendwie«, »äh«, »halt« vermeiden. Positive Ausdrücke verwenden: Herausforderung statt Problem, Hürde statt Schwierigkeit, Chance statt Krise.

Tipps für Frauen: Kommen Komplimente: kurz bedanken, auf keinen Fall weiter darauf eingehen; Kompliment zurückgeben. Bei Anzüglichkeiten: »Diesen Ton können Sie sich sparen.«

Tipps für Männer: Sexismus, frauenfeindliche Ausdrücke, Sprüche oder Witze vermeiden, weibliche Berufsbezeichnungen verwenden: Chefin, Controllerin, Qualitätsbeauftragte, etc. Keine Komplimente über das Aussehen machen.

75. Tipp: Entschuldigen Sie sich

Im Alltag passieren Fehler oder auch kleine Verletzungen. Das ist normal und auch kein Weltuntergang. Aber: Wenn Sie einen Fehler gemacht haben, sollten Sie sich entschuldigen.

Hier sind ein paar Tipps dazu:

Nicht warten – sondern gleich handeln. Wenn Sie einen Fehler gemacht haben, oder jemanden verletzt haben, gehen Sie direkt auf ihn zu, warten Sie nicht ab, bis er sich bei Ihnen beschwert.

Entschuldigen Sie sich persönlich: Lassen Sie Ihre Entschuldigung nicht durch dritte Personen übermitteln. Entschuldigen Sie sich bitte immer persönlich. Das kommt an!

Von Angesicht zu Angesicht: Entschuldigen Sie sich in einem persönlichem Gespräch, nicht mit einem Brief – oder noch schlimmer, mit einer SMS. Den schriftlichen Weg können Sie zusätzlich gehen, nämlich dann, wenn die betreffende Person Ihre Entschuldigung »Schwarz auf Weiß« haben will

Nicht zwischen Tür und Angel: Wählen Sie den Ort für das Entschuldigungsgespräch bewusst. Es sollte nicht nur am Telefon stattfinden, sondern in einem entspannten Ambiente, wo es sich gut reden lässt.

Überraschen Sie: Es muss nichts Großartiges sein – vielleicht eine kleine Aufmerksamkeit, ein kleines Präsent. Etwas, bei dem Sie sich sicher sind, dass es der Person eine kleine Freude macht.

Seien Sie aufrichtig: Bleiben Sie bei Ihrer Entschuldigung aufrichtig. Wenn sich bei Ihnen jemand entschuldigt, erkennen Sie wahrscheinlich auch, ob die Entschuldigung ehrlich gemeint war.

Keine Ausreden: Geben Sie nicht unglücklichen Umständen oder anderen (der Angehörige, der Klient, keine Zeit, etc.) die Schuld für Ihr Handeln. Suchen Sie keine Ausreden, stehen Sie zu Ihrem Fehler.

Bleiben Sie konkret: Auch das ist nicht so selbstverständlich: Sagen Sie genau, für was Sie sich entschuldigen. Konkretisieren Sie Ihren Fehler, reden Sie nicht Drumherum.

Spielen Sie Ihren Fehler nicht herunter: Spielen Sie Ihren Fehler nicht herab. Was geschehen ist, ist geschehen. Aber Sie sollten den begangenen Fehler nicht herunterspielen. Damit könnten Sie den anderen gleich wieder verletzten.

Machen Sie den Fehler nicht ein zweites Mal: Irgendwann verliert jede Entschuldigung an Wirkung. Wenn Sie denselben Fehler ein zweites Mal begehen – also die gleiche Person ein weiteres Mal auf dieselbe Art verletzen – verliert Ihre Entschuldigung – und mag sie noch so beeindruckend sein – an Glaubwürdigkeit.[16]

---

16 www.zeitblueten.com

76. Tipp: Gehen Sie den direkten Weg

Dieser Tipp ist einfach gesagt, in unserer Beratungspraxis erleben wir jedoch häufig, dass Probleme auf indirektem Wege gelöst werden.
Ein Beispiel:
Eine Mitarbeiterin der Pflege beobachtet eine Kollegin aus der Hauswirtschaft dabei, wie Sie laut zur Bewohnerin Frau Kramer sagt: »Wenn Sie weiter so wenig Essen, dann bekommen Sie noch eine PEG. Nun nehmen Sie doch noch einen Schlag vom Kartoffelbrei.« Die Pflegekraft ist verärgert darüber, da in der Evaluierung der Pflegeplanung bewusst folgende Ziele erarbeitet worden sind: »Frau Müller fühlt sich sicher und erfährt, dass Sie auch in kleinen Portionen und mit viel Ruhe ihr Essen zu sich nehmen darf.«
Die Pflegekraft ist verärgert und geht festen Schrittes zur Hauswirtschaftsleitung und beschwert sich: »Es kann doch nicht wahr sein, dass Deine Mitarbeiterin Jutta unsere Arbeit torpediert. Jetzt droht sie Frau Müller auch noch mit einer PEG-Sonde.«
Sie können sich vorstellen, wie es weitergeht.
Besser ist es, Sie sprechen die Kollegin aus der Hauswirtschaft direkt an: »Liebe Jutta, hast Du einem Moment Zeit? Ich habe eben wahrgenommen, dass Du Frau Müller ermuntert hast, noch mehr zu essen, um keine PEG-Sonde zu bekommen. Ich habe mit meiner Kollegin gerade die Pflegeplanung überarbeitet und wir haben folgendes festgehalten: … Gerne zeige ich Dir die Planung, damit Du weißt, was unsere derzeitige Zielrichtung ist. Gerade bei Frau Müller sind wir darauf angewiesen, dass wir alle an einem Strang ziehen.«

77. Tipp: Nutzen Sie Dienstbesprechungen, um heiße Themen anzusprechen

Wie Sie in Tipp 48 (Organisieren Sie erfolgreiche Besprechungen) bereits gelesen haben, bieten sich vorab festgelegte Tagesordnungspunkte an. Auch viele andere Anregungen aus diesem Tipp können Sie hier übertragen.
Neben all den pflegerischen Belangen ist das Teamwork untereinander mindestens genauso wichtig und sollte entsprechend Platz in der Dienstbesprechung bekommen. Wenn also ungeklärte Themen zwischen Kolleginnen oder Mitarbeiterinnen anderer Bereiche des Unternehmens nicht auf direktem Wege geklärt werden können bzw. sie andere des Teams auch betreffen, sollten Sie es als Tagesordnungspunkt aufnehmen.

In Dienstbesprechungen gibt es nämlich einen erheblichen Vorteil: Alle sitzen an einem Tisch und können mit deutlich mehr Ruhe Themen ansprechen und gemeinsam Ideen entwickeln. Hilfreich hierbei ist:
Alle betreffenden Personengruppen sind anwesend. Gibt es ein offenes Thema zwischen Pflege und Hauswirtschaft, sollte mindestens eine Stellvertreterin der Hauswirtschaft dabei sein. Gleiches gilt für Küche, Verwaltung, begleitender Dienst, Hausmeister oder Heimleitung und was es sonst noch in Ihrer Einrichtung an Personengruppen gibt.
Ist das Thema »sehr heiß« und konfliktgeladen, sollte eine geeignete Person die Gesprächsführung übernehmen.

- Nicht immer können Sichtweisen geklärt werden und eine Lösung kommt in Sichtweite. Vertrauen Sie darauf, dass allein durch das Ansprechen der Prozess in Gang kommt.
- Unterstellen Sie allen Konfliktpartnern eine positive Absicht. Sollten Sie diese nicht erkennen, fragen Sie danach.

78. Tipp: Nutzen Sie Teamcoaching

»Wenn Menschen miteinander schaffen, haben sie miteinander zu schaffen.«
Dieses geflügelte Sprichwort aus dem Konfliktmanagement macht deutlich, dass es normal ist, sich bei der Arbeit und im Team zu streiten. Pflegeteams sind spezifischen Anforderungen ausgesetzt: Versetzte Dienstzeiten, häufig hohe Krankenstände, Arbeiten unter hohem Zeitdruck, Spagat zwischen Klienten und Angehörigen, Begleitung von Menschen in schweren Krisen (Krankheit, Sterben) bzw. mit speziellen Krankheitsbildern (z. B. Demenz), sprachliche Herausforderungen aufgrund unterschiedlicher Muttersprachen, schlechte Bezahlung etc.
Viele Streitereien, die häufig auf Missverständnissen, Überforderung, Anspannungen oder einfach nur schlechter Laune beruhen, lassen sich in einem ruhigen Moment oder in der Dienstbesprechung klären.
Manche dagegen wiegen schwerer und wirken – selbst wenn sie oberflächlich bereinigt scheinen –unter der Oberfläche weiter und richten menschlichen und wirtschaftlichen Schaden an. Nimmt sich die Führungskraft dieser Problematik nicht an, können Teamkonflikte ganze Wellen von Mitarbeiterkündigungen und langfristig schrumpfende Klientenzahlen bewirken. Eigentlich vollkommen klar, denn wer will schon in einer schlechten Stimmung arbeiten, geschweige denn gepflegt werden.
Dann ist es höchste Zeit für ein Teamcoaching. Externe Fachleute (Coaches, Trainerinnen, Beraterinnen) können dabei unterstützen, wieder Durchblick zu gewinnen,

Unausgesprochenes auf den Tisch zu bringen, wieder Vertrauen und Freude an der gemeinsamen Arbeit zu finden.

Scheuen Sie sich nicht, ein Teamcoaching in Form von Teamtrainings oder Supervision in Anspruch zu nehmen! Es ist kein Zeichen von Schwäche sondern von Stärke. Die Stärke, sich Herausforderungen verantwortlich zu stellen und aktiv nach Lösungen zu suchen. Nebenbei tut es Teams auch einfach gut, Zeit außerhalb der Pflege miteinander zu verbringen und sich auf einer anderen tiefmenschlichen Ebene zu begegnen.

Darauf sollten Sie achten:

Wählen Sie externe Fachleute bewusst aus: Sie sollten wirklich Ahnung von den Anforderungen in Pflegeteams haben, Sie sollten ausreichend ausgebildet sein und zu Ihren Werten passen. Nutzen Sie Möglichkeiten wie Kongresse oder Tagungen, um Spezialisten und deren Arbeitsweise für den Bereich Teamcoaching kennenzulernen. Greifen Sie auf Empfehlungen zurück.

Denn: Ein schlechtes Teamcoaching kann Probleme verschlimmern.

Nehmen Sie typische Anzeichen für tiefer gehende Konflikte im Team wahr: Es wird nicht aufrichtig miteinander gesprochen, die Atmosphäre ist eisig, der Krankenstand und die Mitarbeiterfluktuation unverhältnismäßig hoch. Die pflegerische Versorgungsqualität lässt deutlich nach, die Klienten werden schwieriger, z. B. werden die Bewohner eines Wohnbereiches für Menschen mit dementieller Symptomatik unruhiger, weil sie die schlechte Stimmung wahrnehmen.

Gönnen Sie Ihren Teams regelmäßige Teamtage, auch ohne dass es Probleme gibt. Wenn Mitarbeiter es gewohnt sind, in guten Zeiten miteinander zu sprechen und einander zu vertrauen, greifen sie darauf in herausfordernden Zeiten zurück.

Seien Sie nah dran. Sind Sie Pflegedienstleitung oder Wohnbereichsleitung? Dann fragen sie nach, erkundigen Sie sich nach den Mitarbeitern. Stellen Sie bewusst Kontakt zu Fachleuten her, wenn Sie den Eindruck haben, dass etwas nicht stimmt. Ein Anruf oder eine E-Mail kostet Sie nichts.

9 Tipps für mehr Motivation statt Burnout

79. Tipp: Hören Sie auf, zu jammern

Jammern scheint derzeit »in« zu sein. Zumindest bekommt man schnell diesen Eindruck, wenn man anderen Menschen begegnet. Da wird geklagt und bedauert, geschimpft und gehadert. Das kennen Sie sicher auch, oder?
Natürlich tut es jedem gut, hin und wieder so richtig zu jammern. Allem Frust und allen negativen Gefühlen einfach einmal nachzugeben, kann sehr befreiend wirken und es ist angenehm, wenn da jemand ist, der zuhört und ein wenig tröstet.
Aber leichter wird das Leben durch Jammern auch nicht! Wer jammert, sieht sich als Opfer, das nichts ändern kann und fühlt sich dem ungerechten oder ärgerlichen Treiben meist hilflos ausgeliefert. Wer richtig jammert, will keine konstruktiven Vorschläge.
Wer jammert macht es sich doppelt schwer. Vielen scheint es das Einfachste zu sein, über einen schlimmen Zustand oder eine ungünstige Situation zu klagen und zu jammern, aber nichts dagegen zu tun. Die Vorstellung, aktiv zu werden, klingt nach Arbeit, Schwierigkeiten, Unwägbarkeiten u. ä. – also nicht gerade nach einem einfachen Leben.
Zugegeben, in den gewohnten Bahnen zu bleiben, erscheint meist einfacher. Es kann alles so bleiben, wie es ist. Aber auch das kostet Kraft und Energie, denn es gefällt ja eigentlich nicht. Es kostet Kraft, immer wieder über ein Problem zu klagen. Es kostet Energie, Ratschläge abzuwehren oder zu entkräften. Denken Sie auch daran: Ihren Mitmenschen fällt es ebenfalls schwer, das Gejammer zu ertragen.

Vier praktische Tipps, damit Sie weniger jammern müssen.
1. Finden Sie heraus, ob Sie zum Jammern tendieren oder nicht. Meist sind wir uns des Jammerns gar nicht bewusst, es jammert sich irgendwie von allein. Um mit dieser Untugend aufzuhören, ist es gut, überhaupt erst einmal herauszufinden, ob Sie vom »Jammervirus« infiziert sind oder nicht. Unterbrechen Sie diesen unbewussten Prozess, indem Sie damit beginnen, sich selbst zu beobachten und das wahrzunehmen, was Sie im Zusammensein mit anderen sagen. Mit ein wenig Übung wird es Ihnen möglich, in einem Gespräch quasi einen Schritt zur Seite zu treten und sich selbst zuzuhören.
2. Finden Sie heraus, was **der genaue Grund** dafür ist, dass Ihnen zum Jammern zumute ist und verschaffen Sie sich einen guten Überblick über das Problem.

Hier sind ein paar Denkanstöße:
- Ich ärgere mich über ...
- Im Einzelnen liegt das Problem in folgenden Aspekten ...
- So müsste es sein, damit ich mich nicht ärgere ...
- Das kann ich heute dafür tun ...

3. Entscheiden Sie sich: **verändern, akzeptieren oder meiden!**
Wenn Sie die Ursache für Ihre Klagen analysiert haben, können Sie nun drei Dinge tun:
- Verändern Sie die Situation, also tun Sie etwas aktiv dafür, keinen Grund mehr zu haben, über die Sache zu jammern.
- Akzeptieren Sie die Situation, wie sie ist.
- Vermeiden Sie die Situation.

»Change it, love it or leave it« heißt dieser Rat im Englischen. Spielen Sie diese drei Möglichkeiten in Zukunft immer dann gedanklich durch, wenn Sie etwas finden, das Ihnen Unmut und ungute Gefühle bereitet. (Mehr dazu in Tipp 83.)
4. Suchen Sie sich **neue Gesprächsthemen.** Ist Ihnen schon einmal aufgefallen, dass sich viele unserer Gespräche um beklagenswerte Zustände drehen? So können wir uns zusammen mit anderen sehr gut über die Kollegen, die Leitungskräfte, die Kinder, die viele Arbeit, die schwer pflegebedürftigen Klienten, die Politik oder sogar das Wetter beklagen. Da die meisten das so gewohnt sind, gilt es nun, neue Gesprächsthemen zu finden. Das sind z. B.:
- Wie Sie dabei sind, Ihr Leben zu vereinfachen.
- Welche inspirierenden Bücher oder Seminare Sie besucht haben.
- Welche Ideen Sie haben, um das Betriebsklima zu verbessern.

80. Tipp: Finden Sie heraus, was Sie im Job antreibt

Was motiviert Sie in Ihrem Job? Ist es das hehre Bild der aufopfernden Pflegekraft, die helfen will? Was spornt sie an, was motiviert Sie alltäglich? Greifen Sie nach einem der wichtigsten Erfolgsgeheimnisse von Sabine Asgodom, ein wahres Wunder an Zufriedenheit und Motivation.
»So finden Sie Ihr persönliches Motivationsraster:
Vergleichen Sie jeweils zwei nebeneinander stehende Begriffe, z. B. Ruhm und Herausforderung, und entscheiden Sie sich für einen. Streichen Sie den anderen durch.
Das Gleiche machen Sie mit dem anderen Wortpaar Spaß und Harmonie; streichen Sie den Wert, der Ihnen weniger wichtig ist. Sind Sie einmal die Liste durch,

müssten zehn Begriffe übrig bleiben. Fangen Sie wieder oben bei zwei verbliebeben Begriffen an, streichen Sie wieder einen – bis nur noch ein Wort übrig bleibt. Das ist dann Ihre stärkste berufliche Motivation. Bei allen wichtigen Entscheidungen in Ihrem Leben können Sie dieses Motiv quasi als Raster darüber legen: Bringt es Sie Ihrem Ziel näher? Die zuletzt gestrichenen spielen natürlich auch noch eine Rolle.

Ruhm	Herausforderung
Spaß	Harmonie
Geld	Muße
Kollegialität	Ehre
Macht	Sinn
Selbstbestimmung	Einfluss
Freude	Anerkennung
Status	Ästhetik
Sicherheit	Abenteuer
Gerechtigkeit	Verantwortung

Selbstbestimmung oder **Muße** hat für Sie den höchsten Motivationswert? Dann meiden Sie Unternehmen und Jobs, die Sie krank machen. Achten Sie auf Energieräuber! Sorgen Sie für Balance.

Spaß oder **Freude** ist die Nummer eins in Ihrem Leben? Sie sollten sich die Arbeit und die Kollegen suchen, die Ihr Lebensgefühl stützen und stärken. Mit Miesmachern dürfen Sie nicht arbeiten!

Anerkennung oder **Geld** ist Ihnen das Wichtigste? Dann sind Sie dafür vielleicht auch bereit, mehr Stress in Kauf zu nehmen. Der finanzielle Anreiz und das Lob entschädigen Sie voll.

Ruhm und **Ehre** sind Ihre Hauptmotivatoren? Dann raus mit Ihnen, Sie gehören auf eine Bühne. Zeigen Sie sich, lassen Sie sich feiern.

Kollegialität oder **Harmonie** geht Ihnen über alles? Dann achten Sie bei jedem Bewerbungsgespräch auf die Unternehmenskultur. Wollen Sie jeden Tag durch diese Tür gehen?

Macht und **Einfluss** brauchen Sie, um etwas bewegen zu können? Lernen Sie die Spielregeln, die in der Wirtschaft herrschen.

Abenteuer oder **Herausforderung** ist für Sie das Salz in der Suppe? Fliehen Sie jeder Routinearbeit. Verlassen Sie Jobs, die Sie zu Tode langweilen.

Status oder **Sicherheit** ist ihr bestes Ruhekissen? Dann vermeiden Sie Branchen, die darauf keinen Wert legen.
Sinn, Verantwortung oder **Gerechtigkeit** motivieren Sie zu Höchstleistungen? Checken Sie Ihren Job daraufhin ab. Wissen Sie, wofür Sie all die Arbeit tun?
Ästhetik ist das Wichtigste in Ihrem Leben? Dann umgeben Sie sich mit schönen Dingen, entwickeln Sie Ihren eigenen Stil.« (Asgodom 2009, S. 24–26)

81. Tipp: Seien Sie nicht machtlos

Viele Pflegekräfte leiden unter starken Ohnmachtsgefühlen. Es macht sich Enttäuschung breit, Gefühle des Alleinseins sind deutlich wahrnehmbar, ebenso das Bewusstsein, dass sie in der Hierarchie ihres Unternehmens meist ganz unten stehen.
Viele Pflegekräfte fühlen sich von Ärzten, Vorgesetzten, Kostenträgern etc. ausgenutzt und ihnen ausgeliefert.
Mit der eigenen Ohnmacht hängt die Machtzuweisung für die anderen zusammen. Vielen Pflegekräften ist nicht bewusst, welches Machtpotenzial sie besitzen.
Dabei haben Sie:

- die zentrale Rolle für die Klienten und deren primären Bezugspersonen;
- die Rolle des zentralen Ansprechpartners für das interdisziplinäre Team, also für Ärzte, Therapeuten, etc.
- Macht und Kompetenzen!

Es reicht nicht, zu jammern, sich zu beklagen oder hilflos und frustriert die Hände in den Schoß zu legen. Treten Sie selber aus der emotionalen Hilflosigkeit heraus und übernehmen Sie Verantwortung.
Nennen Sie:

- »Was genau verändert werden soll
- In welchen strukturellen Bedingungen dies zu realisieren ist.
- Welche Schritte für die Veränderung notwendig sind, d.h. welche Vorbereitungen dafür getroffen werden müssen.
- Wer aus dem Bereich Pflege Verantwortung übernimmt, das Erarbeitete vorzubereiten und schließlich öffentlich zu machen.« (Schwarz 2007, S. 151 ff.)

82. Tipp: Das Fish-Prinzip

Das Fish-Prinzip ist aus vielen Wirtschaftsunternehmen nicht mehr wegzudenken. Es ist eine amerikanische Geschichte, in der es um Motivation geht. Was steckt dahinter?

Der weltberühmte Pike-Place-Fischmarkt ist Teil des Pike-Place-Markts in Seattle, Washington. Als John Yokoyama 1965 den Fischmarkt kaufte, ging es dort noch vollkommen anders zu als heute. Anfangs war es ein ziemlich normaler Markt, auf dem alles so ablief, wie man es sich eben bei einem normalen Markt vorstellt. Aber mittlerweile gehört der Fischmarkt von Seattle zu den großen Attraktionen der Stadt, die kein Tourist verpasst! Wer ihn zuvor nicht kannte, weiß spätestens dann Bescheid, wenn es heißt, dort würden Fische durch die Luft geworfen. Im Jahre 2001 wurde der Pike-Place-Fischmarkt von CNN zum beliebtesten Arbeitsplatz der vereinigten Staaten erkoren. Was macht den Pike-Place-Fischmarkt so erfolgreich?
Die vier Fish-Prinzipien:

1. **Spielen und Spaß haben!** Arbeit, die Spaß macht, wird gemacht. Dies gilt besonders dann, wenn wir ernste Aufgaben leichten Herzens und spontan angehen. Spielen ist nicht nur eine Form der Beschäftigung, sondern es ist eine Befindlichkeit, in der wir zu erledigende Aufgaben mit mehr Schwung ausführen und kreativere Lösungen finden.
2. **Bereite anderen Freude:** Wenn Sie jemandem den Tag (oder auch nur einen Moment) angenehmer machen, indem Sie freundlich auf ihn zugehen und sich auf ihn einlassen, werden selbst die routineträchtigsten Begegnungen zu erinnerungswürdigen.
3. **Sei präsent!** Menschlichkeit entsteht durch das Füreinander-Dasein. Ungeteilte Präsenz ist das einzig wirksame Mittel gegen Burnout, denn es sind die halbherzig erledigten Dinge, die wir tun, während wir zugleich mit diversen anderen beschäftigt sind, die uns zermürben.
4. **Wähle Deine Einstellung:** Wer Verdruss erwartet, findet ihn überall. Erst wenn Sie begreifen, dass Sie allein entscheiden, wie Sie mit dem umgehen, was das Leben Ihnen bringt, werden Sie nach dem Besten suchen können und Möglichkeiten ausfindig machen, von denen Sie nicht einmal zu träumen wagten. Wenn Sie feststellen, dass Ihre Einstellung nicht die ist, die Sie gern hätten, ändern Sie etwas daran.

(Lundin et al. 2005, S. 15–16)

Es gibt zu den Fish-Prinzipien eine ganze Reihe inspirierender Bücher, viele Teamtrainings orientieren sich daran. Wenn Sie denken, das Fish-Prinzip ist etwas für Sie, dann sollten Sie danach suchen – es lohnt sich!

83. Tipp: Nutzen Sie Ihren Frust als Chance für Veränderung

Es gibt im Arbeitsleben immer mal wieder Momente, die uns frustrieren. Phasen, in denen wir das Gefühl haben: »So kann es nicht weitergehen." – »Ich habe keine Kraft mehr.« – »Ich will was anderes«.

Diese Momente sind wichtige und hilfreiche Anstöße für Veränderungen, wenn Sie über »bloßes Jammern« hinausgehen.

»Love it, change it, leave it« (Liebe es, ändere es, verlasse es) ist das Motto, um aus Frust und Krisen Chancen zu machen.

Wenn Ihnen eine Situation nicht mehr gefällt, Sie sie nicht mehr »lieben« können, dann versuchen Sie, sie zu verändern (= change it). Wenn Sie sie nicht verändern können oder sich nicht mit der Situation arrangieren können, dann sollten Sie gehen (= leave it), um Ihre Potenziale mit Freude und Herzblut woanders zu leben.

Ein Beispiel aus unserer Praxis:

»Love it«: Ein kompetenter neuer Mitarbeiter kommt voller Ideen und mit viel Schwung in ein Team. Zunächst macht er Vorschläge für Veränderungen, jedoch ohne das bisherige Vorgehen im Team und die Wohnbereichsleitung mit seiner Art das Team zu führen zu akzeptieren. Er liebt seinen Job und will viel bewegen. Schnell wandelt sich seine Liebe und Begeisterung in Frust. Statt konstruktiver Ideen wirft er dem gesamten Team immer wieder Unfähigkeit und Unreflektiertheit vor. Er katapultiert sich selbst aus der Möglichkeit, etwas in seinem Sinne ändern zu können.

Welche Möglichkeiten des **»Change it«** hat der neue Mitarbeiter?

Er könnte seine Einstellung gegenüber den anderen ändern und Ihnen ebenso wie sich selbst Kompetenzen zuschreiben. Er könnte seine Rolle als Teammitglied und die Unterordnung gegenüber dem Wohnbereichsleiter akzeptieren. Er könnte die Art und Weise, wie er Neuerungen vorschlägt, verändern um überhaupt Gehör zu finden. Im konkreten Fall hat er sogar Unterstützung in Form eines Coachings bekommen, da die Pflegedienstleitung den Mitarbeiter halten wollte, aber in berechtigter Sorge war, dass er mit seiner Art das gesamte Team sprengen könnte.

»Leave it«: Auch der Wechsel auf einen anderen Wohnbereich könnte eine Möglichkeit sein oder die Weiterbildung zur Wohnbereichsleitung und schließlich der Wechsel des Arbeitsplatzes, um an einem anderen Ort in einer Funktion (z. B. als Wohnbereichsleiter) die Liebe zum Beruf wieder zu gewinnen. Manchmal bedeutet der Wechsel auch eine wirkliche Auszeit aus dem Beruf oder der Wechsel in einen ganz neuen Berufszweig.

84. Tipp: Gönnen Sie sich täglich 5 Minuten Zeit mit Ihren liebsten Klienten

Sicherlich kennen Sie das: Sie waren 14 Tage im Urlaub und der ein oder andere Klient sagt: »Schön, dass sie wieder da sind. Sie haben mir gefehlt.« Oder Klienten bedanken sich mit einem strahlenden Lächeln, einer längeren Berührung oder einer kleinen Aufmerksamkeit. »Danke, dass Sie sich Zeit genommen haben.« Dann sind da die Klienten mit bestimmten Ticks und Eigenarten, die Sie einfach mögen, an die Sie denken, selbst wenn Sie nicht bei der Arbeit sind. Sie pflegen Sie gern und kommen schon mit guter Laune in deren Wohnung oder Zimmer.

Aus diesen Momenten schöpfen Sie Kraft und Bestätigung für Ihre Arbeit und Ihr Dasein. Nutzen Sie diese Kraftquelle ganz bewusst:

- Gehen Sie zu Dienstbeginn zu Ihrem liebsten Bewohner (stationär) und wünschen Sie ihm einen schönen Tag.
- Setzten Sie sich in etwas ruhigeren Momenten bewusst neben jemanden, dessen Nähe Sie gern mögen und trinken Sie ein Glas Wasser zusammen. Hier können Sie auftanken. Bleiben Sie bei Ihrem Lieblingspatienten einen Moment länger und sagen Sie auch, dass Sie gern dort sind. Alte Menschen spüren das.
- Erlauben Sie sich, Klienten unterschiedlich gern zu mögen, das geht den Klienten und anderen Kollegen genauso.
- Übernehmen Sie die Rolle der Bezugspflegekraft von Klienten, zu denen Sie eine nahe Beziehung aufbauen möchten. Seien Sie damit offen im Team und erlauben Sie einander, dass nicht alle Mitarbeiter alle Klienten gleich gern pflegen.
- Rufen Sie sich bewusst schöne Erinnerungen und Begegnungen immer wieder ins Gedächtnis, erzählen Sie davon, sprechen Sie mit Freunden und Familie darüber (selbstverständlich unter Wahrung der Intimsphäre der Klienten und des Datenschutzes).

85. Tipp: Humor ist gesund

»Lachen ist gesund«, dieses Wissen ist alt. Neu hingegen ist, dass sich aus dieser Erkenntnis ein ganzer Wissenschaftszweig entwickelt hat, die Gelotologie (gelos = Lachen; griech.). Sie beschäftigt sich ganz ernsthaft mit den körperlichen Auswirkungen des Lachens.

»So wurde nachgewiesen, dass Humor und Lachen u. a.

- die Ausschüttung von Stresshormonen reduzieren (gegen den Herzinfarkt) [Berk 1996],

- die körperliche Regeneration fördern (gegen den »Burn-out", das Erschöpfungssyndrom) [Koestler 1990],
- die Muskulatur entspannen (gegen die typischen Zivilisationsverspannungen) [Titze 1996],
- die Ausschüttung von Endorphinen fördern (gegen die chronische Unlust) [Fry 1989]
- den Blutdruck senken (zur Vorbeugung gegen spätere Gefäßerkrankungen) [Titze 1996],
- die Bronchien erweitern (gegen die Flachatmung und die Verschleimung) [Rubinstein 1985],
- Cholesterin abbauen (gegen den Diätwahnsinn) [Rubinstein 1985],
- gesunde Abwehrzellen aktivieren (gegen Krankheitserreger und geschädigte Zellen) [Berk 1994],
- Immunglobuline und Zytokine vermehren (gegen Infektanfälligkeit) [Berk 1996, Dillon 1985],
- die Selbstheilungskräfte aktivieren (gegen chronische Erkrankungen) [Cousins 1996],
- und sogar lernbar und trainierbar sind (nicht alles ist genetisch) [McGhee 1979].«[17]

86. Tipp: Lachen Sie doch mal

Wir erlauben uns an dieser Stelle uns selbst zu zitieren: »Steigern Sie Ihre eigene Fähigkeit zu lachen. Es reicht oftmals schon, die Mundwinkel weit auseinander zu ziehen und an etwas Lustiges zu denken.

Erzählen Sie Menschen, die Sie auf dem Weg zur Arbeit oder an Ihrem Arbeitsplatz treffen, einen Witz, oder eine lustige Begebenheit. Um den eigenen Fundus für Witze gefüllt zu halten, stöbern Sie nach Witzen, Geschichten, Filmen, die Ihnen gefallen.

Schauen Sie nicht streng, wenn nicht gleich alles so ist, wie Sie es sich wünschen. Ein Lächeln zaubert – auch bei Kritikäußerungen – Warmherzigkeit beim Gegenüber hervor. Überraschen Sie Ihre Kollegen mit einer witzigen Idee: Ein Paket Gummibärchen zum Namenstag, einen wöchentlich wechselndes Comic im Fahrstuhl, ein lustiges und vor allem ungewöhnliches Kleidungsstück. Schauen Sie sich mit Mit-

[17] http://www.humor-und-gesundheit.de/medizin.htm

arbeitern zum Lachen ansteckende Filme oder Theaterstücke an. Prämieren Sie den Witz der Woche, des Tages, der Besprechung

- Nutzen Sie Cartoons und Karikaturen, um sie der innerbetrieblichen Geschäftspost beizulegen, versehen Sie Aushänge mit witzigen Zeichnungen.
- Bleiben Sie authentisch!
- Hören Sie zu, gucken Sie hin, lachen Sie mit, wenn andere etwas Lustiges, Witziges machen.
- Lächeln Sie am Telefon, es kommt am anderen Ende der Leitung an.
- Bringen Sie Ihre Kinder mit zur Arbeit: Es ist sehr interessant, was dann passiert. Manche Menschen wirken ganz plötzlich irgendwie menschlicher. Und nicht mehr so steif wie sonst. Wahrscheinlich, weil es schwierig ist, ernst und seriös zu wirken, wenn man von einem kleinen Menschen in bunter Kleidung niedlich angestrahlt wird und mitspielen soll. (vgl. Einfach die Welt verändern, 2006)
- Besuchen Sie mit Ihren Kollegen einen Theaterworkshop: Clown oder Improvisationstheater. Sie werden sehen, so viel haben Sie noch nie miteinander gelacht.
- Und vieles andere mehr«[18]

87. Tipp: Engagieren Sie sich für Dinge, die Ihnen am Herzen liegen

Nutzen Sie Ihren Wünsche, Visionen, Ideen und Ideale als Antrieb, um Dinge zu verändern und somit glücklicher und sinnerfüllter arbeiten zu können. Werden Sie selbst zum Gestalter von Wirklichkeiten, hinterlassen Sie Spuren Ihres Handelns, Denkens und Fühlens. Das, was Sie in sich tragen, ist wertvoll und bereichernd für unsere Welt:

Machen Sie anderen Freude indem Sie:

- ein freundliches Wort an sie richten;
- ihre Vorlieben berücksichtigen;
- ihnen unverhofft Zeit schenken;
- ein offenes Ohr haben;

Engagieren Sie sich in Projektgruppen Ihrer Pflegeeinrichtung, die Themen bearbeiten, die Ihnen Spaß machen: z. B. im Qualitätszirkel zur Implementierung der Expertenstandards, bei der Verschönerung des Wohnbereichs, der Neukonzeptionierung der Angehörigenarbeit, der Planung des Sommerfestes, etc.

---

[18] Masemann & Messer 2008, S. 28 ff.

Bilden Sie sich selbst weiter in Fort- und Weiterbildungen: Es ist ein Genuss, neues Wissen zu lernen, mit den Kolleginnen mal über den pflegerischen Alltag nachzudenken, sich anregen zu lassen und einfach mal aus der Routine auszusteigen.
Gestalten Sie Ihren Arbeitsplatz bewusst mit: Seien Sie mit dabei, wenn es darum geht, einen neuen Bereich für demenziell erkrankte Klienten zu planen. Beschäftigen Sie sich mit verschiedenen Konzepten, besuchen Sie mit ein paar Kollegen andere Einrichtungen und schauen Sie sich deren Modelle vor Ort an.
Wenn Sie den Eindruck haben, in Ihrem Team fehlt Wissen zu bestimmten Themen, regen Sie Ihren Vorgesetzten an, Fortbildungen zu genau diesen Themen zu machen.
Fahren Sie mit Ihren Kolleginnen auf die Altenpflegemesse und lassen Sie sich inspirieren, entdecken Sie neue Produkte, Ansätze für die Pflege.
Besuchen Sie Kongresse und Workshops.
Lesen Sie Bücher und Fachzeitschriften auf die Sie Lust haben.
In Deutschland sind 23 Millionen Menschen über 14 Jahren (etwa jeder 3.) ehrenamtlich in Vereinen, Verbänden, Initiativen oder Kirchen tätig.[19] Es ist die Chance sich persönlich einzumischen, mitzugestalten, Werte zu prägen, anderen zu helfen und sich persönlich weiterzuentwickeln. Werden Sie einer von diesen 23 Millionen und engagieren Sie sich für das, was Ihnen am Herzen liegt.

88. Tipp: Schaffen Sie Rituale für sich, Ihre Kolleginnen, Klienten und Angehörige

Der Arbeitsalltag ist bestimmt von vielen Anforderungen, die alle in kürzester Zeit erledigt werden wollen. Hierbei geht Wichtiges verloren: sich bewusst Zeit für jemanden oder für ein besonderes Ereignis zu nehmen.
Hier ein kleines Beispiel aus unserer Praxis: Wir sind wiederholt zur Schulung der Expertenstandards in einer Pflegeeinrichtung. Die Heimleiterin, die uns engagiert hat, kennt uns nur auf dem Papier und von einem Foto, da die Seminarorganisation von jemand anderem aus dem Haus übernommen wird. Nach mehreren gescheiterten Versuchen der Kontaktaufnahme gehe ich in Ihr Büro, um mich persönlich vorzustellen. Bevor ich etwas sagen kann, spricht Sie mich mit folgenden Worten an: »Ach, Sie sind ja auch erst seit kurzem bei uns angestellt.« Eine peinliche Situation für die Heimleitung. Wie schön wäre es für die Mitarbeiter und auch uns Referentinnen gewesen, hätte die Heimleitung die Schulung eröffnet und den Mitarbei-

---

[19] vgl.: http://www.tagesschau.de/inland/ardwoche102.html

tern einen erfolgreichen und motivierenden Tag gewünscht. Das hätte nur wenig Zeit gekostet, wäre aber ein höchst willkommenes Ritual gewesen.
Hier einige konkrete Tipps für motivierende Rituale:

- Nehmen Sie sich Zeit für die Einarbeitung eines neuen Mitarbeiters – bestimmen Sie eine Person aus dem Team als Coach, Ansprechpartner oder Pate. Heißen Sie den neuen Mitarbeiter im gesamten Team herzlich willkommen, mit einer Karte oder einer anderen kleinen Aufmerksamkeit.
- Wenn Sie selbst neu in einem Unternehmen sind, feiern Sie Ihren Einstand, geben Sie eine Flasche Sekt für das Team aus oder backen Sie einen Kuchen, hängen Sie ein Bild von sich ins Dienstzimmer mit ein paar Stichworten von sich: z. B. Komme aus Köln, liebe Kanu fahren, trinke gern Cappuccino und habe zwei Kinder.
- Feiern Sie den Einzug des 100 Klienten, die Anmeldung der 99. Klientin Ihres Pflegedienstes, verschenken Sie einen Blumenstrauß.
- Singen Sie ein Geburtstagslied für die Klienten und Mitarbeiter im Speisesaal. Sammeln Sie bei runden Geburtstagen von Mitarbeitern im Team Geld und verschenken Sie eine Kleinigkeit.
- Gestalten Sie einen Trauerplatz, an dem sich die Menschen von verstorbenen Klienten verabschieden können (z. B. ein Raum oder eine Raumecke, in der das Bild der Person steht, ein leeres Buch und ein schöner Stift, um das, was noch gesagt werden will, zu notieren).
- Nutzen Sie Heimzeitungen, um auf besondere Ereignisse aufmerksam zu machen. Die Geburt eines Kindes einer Mitarbeiterin, die Goldene Hochzeit eines Klientenpaares, die erfolgreich abgeschlossene Ausbildung einer Mitarbeiterin.

89. Tipp: Planen Sie bewusst Ihren Erfolg

»Erfolg ist machbar«, lautet ein Buchtitel. Die Regale in den Buchhandlungen sind voll von Büchern zum Thema Erfolg. Es gibt Tausende an Beispielen von erfolgreichen – und nicht erfolgreichen Menschen.
Antworten auf die Frage: »Was ist Erfolg« sind vielfach: Wohlstand, Anerkennung, Wertschätzung, Freiheit, etc.
Was Erfolg für den Einzelnen bedeutet, ist höchst individuell, es ist davon abhängig, welche Werte uns leiten.
Tipp: Definieren Sie, was für Sie Erfolg bedeutet: Schreiben Sie konkret Ihre Gedanken dazu auf: »Wann genau fühle ich mich erfolgreich?«

Wenn Sie Erfolg wollen, müssen Sie ihn planen. Machen Sie es sich zur Gewohnheit, konkrete Ziele für Ihr Leben zu setzen. Legen Sie falsche Bescheidenheit ab und seien Sie stolz auf sich.

Genießen Sie Ihre Erfolge: Das können auch schon kleine Dinge sein, wie ein erfolgreich geführtes Gespräch. Oder größere wie der Abschluss einer längeren Weiterbildung.

Klettern Sie die Karriereleiter nach oben, solange es Ihnen Spaß macht und in Ihr Work-Life-Konzept passt.

Wagen Sie auch Schritte außerhalb des geraden Weges. Es ist Ihr Weg. Nutzen Sie Zielfindungsprozesse, holen Sie sich ein motivierendes Coaching oder besuchen Sie ein Seminar zum Thema Erfolg. Sie werden staunen, was Sie erreichen können, wenn Sie es möchten. Wenn Sie ein Ziel haben, dann ist der Weg dahin klar, Sie können Schritt für Schritt genau planen.

10 Die erfolgreiche Führungskraft

90. Tipp: Sagen Sie, dass Sie führen wollen

Viele Pflegekräfte bezeichnen sich höchst ungern als Führungskräfte. Doch jede PDL, jede WBL ist keine einfache Pflegekraft mehr, sondern eine Führungskraft. Es hilft nichts: Da müssen Sie jetzt durch. Sagen Sie also offen, dass Sie von jetzt an auch die Verantwortung übernehmen wollen. Und seien Sie stolz darauf, denn Führung sollte einen positiven Touch bekommen. Es ist ein weiterer Schritt in Ihrer ganz persönlichen Karriere. Sie übernehmen bewusst Verantwortung und wollen etwas bewegen. Bitte keine falsche Bescheidenheit. Früher war es gang und gäbe, dass Führungskräfte in der Pflege nach Dienstalter ausgewählt wurden. Diese Zeiten scheinen fast vorbei zu sein. Wer führen will, geht in Führung. Das zeigt sich auch gerade mit diesen Führungskompetenzen.

Sie müssen nicht gleich mit dem eisernen Besen kehren. Schauen Sie sich in Ruhe an, wie sich Ihre Arbeit verändert, kommen Sie zunächst an in Ihrer neuen Position. Machen Sie Ihren Mitarbeitern klar, dass Sie ein offenes Wort zu schätzen wissen. Beziehen Sie sie in Ihre neue Position mit ein. So gelingt Ihnen der Start besser. Vor allem: Sie können jetzt konkreter am Erfolg Ihrer gesamten Einrichtung mitarbeiten. Nutzen Sie vor allem die Möglichkeiten der Fortbildung, finden Sie Ihren eigenen Stil.

91. Tipp: Verstehen Sie sich als Vorgesetzte

Sie waren gestern noch eine »ganz normale Pflegekraft« und starten heute mit der Position der Vorgesetzten. Alles ist anders, ein komplett neue Situation. Sie haben das Team gewechselt. Teampartner sind nicht mehr Ihre Kollegen in der Pflege, sondern die Kollegen in den anderen Managementebenen. Für diesen Schritt brauchen alle Zeit und Sie brauchen einen klaren Kopf.

Achten Sie in der ersten Zeit speziell auf die folgenden Aspekte, bzw. setzen Sie sich mit folgenden Bereichen auseinander:

- Mit den Menschen, die Ihre Vorgesetzten sind.
- Mit den Menschen, die Ihre Mitarbeiter sind: Machen Sie sich über jeden Mitarbeiter Gedanken! Nehmen Sie ein Blatt Papier und notieren Sie für jeden die folgenden Daten:
  - Einstufung nach Einstellung (positiv, negativ) und Kompetenz (hoch, niedrig)
  - Seine fünf wichtigsten Fähigkeiten und Qualifikationen

  - Ihre Einschätzung: introvertiert oder extrovertiert
  - Drei Dinge, die er tun muss, um seine Leistung und sein Potenzial zu steigern.
  - Eine Definition seiner Rolle im Team
  - Drei Punkte, in denen er Ihnen bei der Erfüllung Ihrer Aufgaben helfen kann
- Mit den Menschen, die Ihre Kunden und Ansprechpartner sind (Klienten, Arztpraxen, Therapeuten, Behörden, etc.)
- Mit der »Botschaft« Ihres Unternehmens oder Ihrer Abteilung
- Setzen Sie sich mit den »Superbossen« auseinander: Das sind die Vorgesetzten Ihres Chefs. Finden Sie heraus, wer von ihnen sich für Ihre Anliegen interessieren könnte, welches Verhältnis Ihr Chef zu seinen Vorgesetzten hat und was deren bevorzugte Interessen sind. Aber setzen Sie sich niemals über Ihren unmittelbaren Chef hinweg. Machen Sie aber bei jeder Gelegenheit darauf aufmerksam, was Sie im Interesse des gesamten Unternehmens tun und was von den Superbossen wahrscheinlich unterstützt werden würde.
- Setzen Sie sich mit sich selber auseinander. Wie geht es Ihnen an dieser Stelle, was bringen Sie ein?
- Machen Sie einen speziellen Persönlichkeitstest, der Ihren Führungskurs bestimmen lässt. Holen Sie ggf. Unterstützung durch Coaching.
- **Erste Erfolge planen:** Setzen Sie sich Anfangserfolge, aber stecken Sie Ihre Ziele nicht zu hoch. So lassen Sie Potenzial offen, mit dem Sie Ihre Erwartungen übertreffen können und verfehlen das Ziel nicht so leicht.
- **Probleme voraussehen:** Es gehört zu Ihren Aufgaben als Führungskraft, Probleme zu orten, bevor sie auftreten. Versuchen Sie, Schwierigkeiten im Team und im Unternehmen vorauszusehen. Auch Probleme mit Kunden und der Konkurrenz sollten Sie am besten erkennen, bevor sie entstehen.
- **Aus Fehlern lernen:** Fehler sind ein kräftiges Lebenszeichen, viele Menschen aber begreifen nicht, wie wertvoll sie tatsächlich sind. Rekapitulieren Sie, welche Fehler Sie gemacht haben und welche möglicherweise noch auf Sie warten. Aus Fehlern dürfen Sie immer wieder lernen!

92. Tipp: Achten Sie auf die Sandwichposition

Nicht oben, nicht unten, sondern in der Mitte: die Sandwichposition. Oft fühlt es sich an, als würde man von allen Seiten gezogen. Sie sollen schnell sein, sich aber viel Zeit für Ihre Mitarbeiter nehmen. Sie sollen Vertrauter und Coach sein, aber auch kontrollieren und für zügigen Arbeitsfluss sorgen. Sie sollen ehrlich sein, aber auch geschickt taktieren. Sie sollen Mitarbeitern und Vorgesetzten gerecht werden,

auch wenn deren Erwartungen naturgemäß grundverschieden sind. Eine Vielzahl von Gegensätzen, die nur mit einer besonderen Kompetenz zu bewältigen sind: dem Management widersprüchlicher Erwartungen und Werte.
Sie sind immer noch Teil des Teams, aber auch Teil der Leitung. Und beide tragen Erwartungen und Wünsche an Sie heran.
Egal, ob junge Wohnbereichs- oder Teamleitung oder erfahrene Vorgesetzte – viele Führungskräfte fühlen sich unsicher, weil sich die Aufgaben immer komplexer gestalten. Auch die Mitarbeiter werden immer anspruchsvoller. Glücklicherweise gilt: Führung ist ein Handwerk, das sich erlernen lässt.
Von einer Führungskraft wird erwartet, dass sie nicht fremdbestimmt am Gängelband ihres Vorgesetzten hängt. Andererseits ist Loyalität zur Chefetage und gegenüber der Firmenphilosophie wichtig für den Erfolg. Dies Gleichgewicht zu wahren steht im Zentrum der Glaubwürdigkeit einer Führungskraft.
Wenn Sie Ihren Alltag in der Sandwichposition betrachten und erleben, dann bedenken Sie diese Aspekte und Zieles Ihres Tuns:

- Zeigen Sie Profil im Fadenkreuz widersprechender Erwartungen.
- Entwickeln Sie Spielregeln mit dem eigenen Vorgesetzten und dem Team.
- Kommunizieren Sie auf jeder Ebene richtig. Finden Sie heraus, was genau für Sie »richtig« bedeutet.
- Geben Sie ehrliches und offenes Feedback an Ihre Mitarbeiter.
- Lernen Sie Ihre eigene Persönlichkeit in dieser herausfordernden Situation kennen, ebenso die Ihres Vorgesetzten und Ihrer Mitarbeiter.
- Leben Sie als mittlere Führungskraft den Teamgeist nach oben.
- Achten Sie auf Ihre Selbstführung: Reflektieren Sie Ihre eigene Führungslandschaft. Welche Rolle leben Sie? Prüfen Sie: Ihren Umgang mit Emotionen. Ihren Umgang mit Entscheidungen, vor allem mit den unangenehmen.
- Seien Sie sensibel im täglichen Wertekonflikt: Klären Sie genau die unterschiedlichen Erwartungen, behalten Sie diese im Auge.
- Lernen Sie, auch unter Druck und Anspannung souverän zu handeln.
- Stellen Sie eine Balance zwischen den verschiedenen Rollen her.

All diese Aspekte brauchen Zeit – nehmen Sie sich diese!

93. Tipp: Führungsstile – vom Zuckerbrot bis zur Peitsche

Lesen sich Ihre Anweisungen so: »Ab nächstem Monat werden wir nach folgenden geänderten Dienstzeiten arbeiten, um bedürfnisgerechter unsere Klienten zu versorgen...« oder eher so: »Ich habe den Eindruck, dass wir unsere Dienstzeiten noch

besser an die Bedürfnisse unserer Klienten anpassen können. Im Rahmen einer Projektgruppe sollen verschiedene Modelle überlegt und diskutiert werden, um für unser Unternehmen das passende zu finden. Ich brauche drei engagierte Mitarbeiterinnen, die mit mir in der Projektgruppe Vorschläge erarbeiten.« Oder so: »Ich überlasse es Euch, wie Ihr die Dienstzeiten regelt. Hauptsache, es läuft.«
Alle Vorgehensweisen führen mehr oder weniger zum Ziel der verbesserten Dienstzeiten. Der Weg dahin ist jedoch verschieden und hat mit einem unterschiedlichen Führungsstil zu tun. Der Sozialpsychologe Kurt Lewin (1890–1947) prägte die drei wohl bekanntesten Führungsstile:[20]

- Autoritärer bzw. hierarchischer Führungsstil
- Demokratischer bzw. kooperativer Führungsstil
- Laissez-faire-Führungsstil

1. Autoritärer bzw. hierarchischer Führungsstil

Bei diesem Stil, werden Anweisungen, Aufgaben und Anordnungen an Mitarbeiter weitergegeben, ohne nach ihrer Meinung zu fragen. Die Führungskraft, der Chef, die Chefin entscheidet und die Mitarbeiter haben zu folgen. Fehlern oder Schwächen wird mit Strenge bis hin zu Bestrafung begegnet. Z. B. so: »Sie haben Angst vor der Unberechenbarkeit mit dem Klienten Herrn Müller? Dann wird es Zeit dass Sie es lernen! Die nächsten Wochen werden Sie die Körperpflege bei ihm durchführen.«
Vorteile dieses Stils sind, dass Entscheidungen schnell getroffen werden können, die Konsequenzen überschaubar sind und eine hohe Kontrollmöglichkeit besteht. Erhebliche Nachteile sind die mangelnde Motivation auf Seiten der Mitarbeiter, die Einschränkung der persönlichen Freiheit und dass Fehlentscheidungen durch überforderte Vorgesetzte nicht korrigiert werden können. Es können sich Rivalitäten zwischen Mitarbeitern hochschaukeln, Talente bzw. Fähigkeiten der Mitarbeiter im Unternehmen unentdeckt bleiben und – heilloses Chaos, sobald die Vorgesetzte ausfällt.

2. Demokratischer bzw. kooperativer Führungsstil

Bei diesem Stil werden die Mitarbeiter in Entscheidungsprozesse mit einbezogen: durch Diskussionen und sachliche Unterstützung. Bei Fehlern oder Schwächen wird in der Regel Unterstützung angeboten.

---

[20] vgl. Simon 2006

Vorteile sind, dass die Mitarbeiter mit einer starken Motivation arbeiten, dass Sie mit ihren Kompetenzen und Kreativität einbezogen werden. Die Leistungsfähigkeit wird gefördert und die Mitarbeiter agieren selbstständiger und verantwortungsvoller. Haben z. B. Mitarbeiter an der Umgestaltung der Dienstzeiten mitgewirkt, gehen sie sehr viel motivierter an diese Veränderung heran. Die Führungskraft wird auf diese Weise entlastet und es kommt seltener zu Fehlentscheidungen, da mehrere Perspektiven bedacht worden sind. Die Mitarbeiter identifizieren sich weitaus mehr mit dem Unternehmen, das Arbeitsklima ist durch die offene Kommunikationsstruktur deutlich angenehmer.
Ein möglicher Nachteil ist, dass Entscheidungsprozesse länger dauern, Mitarbeiter ausreichend informiert werden müssen, es viele Ideen gibt und die Qualifikation der Mitarbeiter muss höher sein.

3. Laissez-faire-Führungsstil

Das Motto, das diesem Stil zugrunde liegt, stammt aus den Erziehungsprinzipien der 68er Generation: Freiheit, Freiheit, Freiheit. Mit diesem Führungsstil haben Mitarbeiter viele Freiheiten. Sie selbst bestimmen ihre Arbeit, die Aufgaben und die Organisation. Informationen fließen eher zufällig und als Führungskraft wird nicht in Geschehnisse eingegriffen.
Klarer Vorteil ist die Gewährung von Freiheiten und die eigenständige Arbeitsweise. Jeder darf individuell arbeiten, was eine hohe Kreativität bewirkt. Nachteile sind dagegen häufig mangelnde Disziplin, Kompetenzstreitigkeiten und Rivalitäten um Platz 1 im Team. Die mangelnde Regelung kann zu Unordnung und Durcheinander führen. Dieser Stil erfordert eine hohe Kompetenz auf Seiten der Mitarbeiter, eine starke Verantwortungsübernahme aller sowie die Bereitschaft zu vielen Diskussionen.[21]

So unterschiedlich die drei Führungsstile sind, so groß sind die Unterschiede in der praktischen Umsetzung. Sicherlich haben Sie Vorlieben und vielleicht schon Ihren eigenen gefunden. Möglicherweise haben Sie auch Anteile von unterschiedlichen Führungsstilen in Ihrem Führungsverhalten.
Generell sollten Sie und Ihre Mitarbeiter allerdings wissen, welches Ihre Hauptmarschroute ist, damit Sie selbst eine Richtschnur haben und Ihre Mitarbeiter wissen, woran Sie bei Ihnen sind.

---

[21] Weitere Modelle von Führung und Zusammenarbeit finden Sie bei Simon 2006

Natürlich gibt es auch bestimmte Situationen, in denen Eile geboten ist. Wenn Sie also eher nach dem kooperativen Stil führen, aber eine dringende Entscheidung zu fällen ist, ist es sinnvoll, bewusst in den autoritären Stil zu gehen. Allerdings müssen Sie auch deutlich machen, warum Sie so vorgehen.
Sie sollten bedenken, dass Sie je nach Stil unterschiedliche Mitarbeiter mit unterschiedlichen Kompetenzen brauchen. Wollen Sie z. B. ganz klar das Zepter in der Hand halten, dann sollten Sie sich keine zu kompetenten und selbstständigen Mitarbeiter ins Haus holen. Wollen Sie Klienten eine gleichbleibende Qualität sichern, werden Sie mit dem Laissez-Faire-Prinzip scheitern.
Auch das Leitbild Ihres Unternehmens ist wesentlich. Ihr Führungsstil und die Werte des Unternehmens, die Unternehmenskultur, sollten zusammen passen. Ist das nicht der Fall, sollten Sie sich einen anderen Platz für Ihre Talente als Führungskraft suchen.

94. Tipp: Lernen Sie Führung

Als Führungskraft besteht Ihre wichtigste Aufgabe darin, Mitarbeiter zu führen. Nicht selten erleben wir in unserer Beratungspraxis allerdings, dass Führungskräfte auf der Ebene von Pflegedienstleitung oder Wohnbereichsleitung noch sehr viele pflegerische Tätigkeiten am Klienten vornehmen. Und sei es das regelmäßige Einspringen bei zu vielen Mitarbeiterausfällen.
Menschlich ist dies zu verstehen. Viele haben gern gepflegt und vermissen den direkten Kontakt zu den Klienten. Stattdessen haben Sie das Gefühl, zu Schreibtischtätern zu werden und sich mit immer mehr Organisation und Papierkram auseinandersetzen zu müssen. Die Art ihrer Aufgaben und die Auswirkungen ihres Tuns haben sich erheblich gewandelt. Viele sind auch einfach durch die Jahre in der Pflege zu Führungskräften geworden, ohne je wirklich die Chance gehabt zu haben, Führung zu lernen.
Doch: Führung fordert andere persönliche Kompetenzen als die Pflege von alten Menschen. Als Führungskraft ist es Ihre Aufgabe, sich die entsprechenden Kompetenzen anzueignen. Und dass das nicht nebenbei und mit dem Lesen eines Buches zum Thema Führung getan ist, ist selbstverständlich.
Sie brauchen mehr:[22]

- Selbstbewusstsein und Vertrauen in Ihre eigenen Entscheidungen und Maßnahmen, denn als Führungskraft stehen Sie allein gegenüber vielen.

[22] vgl. Masemann & Messer 2009

- Eine starke Persönlichkeit: Sie übernehmen für Ihre Mitarbeiterinnen die Rolle als »Fels in der Brandung«, gerade in schwierigen Zeiten. Eine unsichere Führungskraft wird nicht klar führen können und das wirkt sich auf die Mitarbeiter aus.
- Zeitmanagement und Selbstorganisation: Um alle Anforderungen »unter einen Hut zu bringen«
- Eine hohe persönliche Reflexionsbereitschaft: Sie sind in einer Position, in der Ihnen nur wenige auf gleicher Augenhöhe ein ehrliches Feedback geben können.
- Hohes Bewusstsein der eigenen Wirkung: Als Führungskraft sollten Sie sich bewusst sein, welche Signale und Haltungen sie senden, was sie anderen gegenüber zeigen. Denn die Auswirkungen sind sehr viel größer, als wenn es unter Kollegen geschieht.
- Bewusstsein über die eigenen Stärken und Schwächen: Das was Sie gut können, sollten Sie deutlich zeigen und an Ihren Schwächen Schritt für Schritt arbeiten.
- Freude an Führung: Führung sollte Ihnen Spaß machen, denn nur so bringen Sie Höchstleistungen für Ihre Mitarbeiter und Ihr Unternehmen.
- Exzellenter Kommunikationsstil und hohe Konfliktlösekompetenz: Ihre Mitarbeiter erwarten von Ihnen, dass Sie Probleme angehen und kompetent lösen.

Sollten Sie nicht zu den Wunderkinder gehören, dann ist klar: Genauso wie Ihre Pflegekräfte Weiterbildungen brauchen, brauchen Sie Trainings und Coaching für Ihre Themen als Führungskraft.
Es empfiehlt sich der Blick über den eigenen Tellerrand. Nutzen Sie ruhig Angebote, die Sie außerhalb der Pflege finden. Die Themen von Führungskräften sind übergreifend, ob Sie nun ein Restaurant leiten oder einen ambulanten Pflegedienst.

95. Tipp: Gehen Sie bewusst in Führung – gerade wenn es schwierig wird

Je schwieriger die Zeiten, desto wichtiger ist eine klare und belastbare Führungskraft. Sie sind als Führungskraft der Fels in der Brandung. Beginnen Sie zu taumeln, verlieren Ihre Mitarbeiter die nötige Orientierung. Kriegen Sie kalte Füße, wenn der MDK unangekündigt ins Haus kommt, werden Ihre Mitarbeiter erst recht flüchten. Das heißt nicht, dass Sie immer alles im Griff haben müssen. Es bedeutet aber, dass Sie wissen sollten, welche Herausforderungen auf Sie zukommen und wie Sie diese lösen können.

Die Einführung des Schulnotensystems in Pflegeeinrichtungen wird von vielen Führungskräften mit Sorge betrachtet: Schaffen wir das? Sind wir gut genug? Sollten Sie diese Sorgen auch haben, übernehmen Sie Verantwortung für das, was in Ihrem Haus fehlt und entwickeln Sie Umsetzungsideen und Strategien. Gehen Sie in Führung und zeigen Sie, wo es langgehen kann, was Ihre Vision ist und dass Sie Ihren Mitarbeitern vertrauen.

Seien Sie selbst das beste Beispiel und machen Sie Ihre »Hausaufgaben«. Wenn Ihnen der Mut fehlt, sorgen Sie dafür, dass Sie welchen bekommen (z. B. durch einen Coach), denn Ihre Mitarbeiter sind darauf angewiesen.

»Man entdeckt keine neuen Kontinente, ohne den Mut zu haben, alte Küsten aus den Augen zu verlieren« sagte schon André Gide. Es ist Ihre Chance, das Steuer in die Hand zu nehmen und Ihre Mannschaft die Segel setzen zu lassen.

Nichts ist schlimmer als eine Führungskraft, die für nichts und niemanden mehr Zeit hat. Wenn Sie merken, dass Sie sich am liebsten hinter Ihrem Büroschreibtisch verbarrikadieren, ist es höchste Zeit, die Praxis der offenen Tür einzuführen.

- Setzen Sie einen festen Gesprächstermin für Ihr Team an, der regelmäßig eingehalten wird.
- Setzen Sie mit einer offenen Tür das Signal für Erreichbarkeit, mit einer geschlossenen für »Bitte nicht stören«.
- Lassen Sie jeden Tag eine kleine Lücke in Ihrem Terminkalender. Etwas Unvorhergesehenes wird sich immer ereignen.
- Seien Sie konsequent und sagen Sie Nein, wenn es Ihnen nicht passt.

Packen Sie Tabus an!

Es wird Ihre Aufgabe als Führungskraft sein, auch unangenehme Wahrheiten auszusprechen. Tun Sie das sachlich (auch durchaus mit Bedauern), aber drücken Sie sich nicht davor. Setzen Sie auch nicht zu langatmigen Erklärungen oder Verteufelungen der Geschäftsleitung an – wenn beschlossen wurde, dass das Personal verkleinert wird, dann ist daran nichts zu ändern.

Nichts ist schlimmer für Ihr Team, als wenn Sie mit der Wahrheit solange hinterm Berg halten, bis der Flurfunk schon die schlimmsten Gerüchte gestreut hat. Dann haben Sie nicht nur das Problem mit der unangenehmen Wahrheit, sondern auch noch das Problem, dass Sie als Führungskraft enttäuscht haben.

Sprechen Sie Tabus bewusst an! »Tabus unterbinden Kommunikation. Dinge, die nicht ausgesprochen werden dürfen, lähmen Prozesse und verhindern Klarheit und Transparenz. Das bremst Mitarbeiter aus, verdrängt Ressourcen. Die Motivation im Team leidet. Und so bleiben mögliche Verbesserungsvorschläge unausgesprochen.

Die Folge ist, dass kultivierte Tabus, für deren Pflege viel Zeit und Kraft aufgewandt wird, Unternehmen bares Geld kosten. Tabus entstehen unter anderem, weil es einem oder mehreren Menschen nicht gelingt, etwas zu klären, anzusprechen oder zu entmachten. Durch die Aufrechterhaltung des Tabus wird etwas geschützt, etwas geheim gehalten, was (noch) keiner wissen darf.«[23] (Masemann et al. 2008, S. 209 ff.)

Wenn die Kraft hinter dem Tabu freigesetzt ist, dann

- kann die offene Kultur über Werte und Glaubenssätze in Unternehmen neu definiert werden;
- wird der Mut auf Seiten des Managements gestärkt;
- werden die Themen, die in der Betriebsalltagskultur unter der Oberfläche wirken, legitimiert;
- kann die Kreativität, die bisher ungewöhnliche Wege beschritten hat, erweckt werden;
- etc.

Wir sehen hier drei Annahmen, die die Arbeit des Tabuknackens so fruchtbar machen:

1. Die gute Absicht hinter dem Tabu
2. Die Annahme und Grundhaltung, dass es mindestens eine Lösung gibt
3. Die Annahme, dass es vollkommen in Ordnung ist, Fehler zu machen

Die gute Absicht hinter dem Tabu

»Hinter jedem noch so problematischen Verhalten steckt eine positive Absicht. Jedes Verhalten ist in einem bestimmten Kontext eine Fähigkeit.« (Messer 2009)

Im Kern sagt der Satz, dass jeder Mensch aus einer guten Absicht heraus handelt. Nur verstehen wir oftmals gegenseitig nicht, wo gerade beim anderen die gute Absicht steckt. Viel zu sehr sind wir mit der Suche (und der Anklage) von Fehlern beschäftigt.

Ein Beispiel aus der Arbeitswelt:

In einem Unternehmen wird bspw. hinter dem Rücken von Mitarbeitern über diese gesprochen. Schauen wir nach der guten Absicht, dann kommen verblüffende Erkenntnisse zum Vorschein, an denen lösungsorientiert gearbeitet kann.

Den Beteiligten ist oft nicht bewusst, welche positive Absicht sie so handeln lässt. Sie haben

---

23 Masemann & Messer 2008

- Sorge, der Kollegin zu nahe zu treten, ihr mit den eigenen Gedanken und Fragen zu viel zu sein;
- Sorge, sie zu verletzen;
- Wunsch nach Solidarität;
- Wunsch, dass sich die Führungskraft diesem Thema annimmt;
- tatsächliche Sorge um das Wohlergehen der Kollegin;
- Angst, sich selber dem Thema zu nähern. Oft ist es ja leichter, an anderen etwas zu kritisieren, als es in sich selbst zu klären.
- Neidgefühle, etc.

Natürlich ist es intern im Unternehmen eine ganz besondere Herausforderung, solch eine »Tabu-Entmystifizierung« voran zu bringen. An den Beispielen zeigt sich jedoch, wie positiv die Intervention sein kann.
Wir stehen als Tabuknacker® zur Verfügung und unterstützen Sie gezielt, wenn es um das Knacken von Tabus geht. Mehr dazu unter www.masemann-und-messer.com

96. Tipp: Seien Sie ein Vorbild

Eine der wichtigsten Regeln von erfolgreichen Führungskräften ist die, ein Vorbild zu sein. Leben Sie selbst, wovon Sie reden. Weisen Sie Ihre Mitarbeiter nicht ab, wenn Sie über Pflegeplanung und Expertenstandards sprechen. Legen Sie etwas vor – zeigen Sie, wie es geht.
Vergessen Sie nicht: Viele Mitarbeiter trauen sich nicht, eine Schwäche oder einen Fehler zu zeigen, bzw. einzugestehen. Das ist unabhängig von der Unternehmenskultur. Es ist nicht für jeden leicht, in das Zimmer der PDL zu gehen, um sich ein Buch auszuleihen, denn »die könnte ja denken, ich wüsste nicht Bescheid!« Also geben Sie ein Beispiel.
Beugen Sie vor, indem Sie

- selber einen Fehler machen und etwas zugeben oder
- zeigen, was und wie Sie etwas meinen.

Zum Letzten ein Beispiel: Wenn in Ihrer Einrichtung Unsicherheiten und Probleme mit der Pflegeplanung oder dem Risikomanagement bestehen, dann seien Sie die erste, die ihr Wissen verständlich zur Verfügung stellt. Seien Sie auch noch länger als fachlicher Coach dabei. Das bedeutet, dass Sie sich selber fit machen im Erstellen von Pflegeplanungen und Ihre Mitarbeiter anleiten, diese zu schreiben. Ganz einfach.

11 Ihre Erfolge stehen für den Erfolg Ihrer Einrichtung

97. Tipp: Verkaufen Sie Ihre Leistungen auch nach außen

Egal, wo Sie sind, Sie können immer Werbung für Ihren Arbeitsplatz, für Ihre Einrichtung machen. Es beeindruckt Menschen und gibt Ihnen dem Berufsfeld Pflege gegenüber Sicherheit, wenn Sie positiv und »normal« über sich und ihre Arbeit sprechen.

»Pflege braucht Vertrauen«, heißt es beim DRK hier bei uns vor Ort. Der Satz stimmt. Schaffen Sie Vertrauen dem Pflegeberuf, Ihrer eigenen Kompetenz und Ihrer Einrichtung gegenüber, indem Sie davon erzählen und berichten.

Nutzen Sie das Storytelling[24], machen Sie es attraktiv, über Ihre Arbeit zu erzählen, Damit bekommt auch das Tabuthema »alter Mensch« wieder Licht und Glanz. Sie sind es, die der Welt zeigen und sagen können, was Sie tagtäglich bewirken und was Sie mit Ihren Klienten erleben. Erzählen Sie Ihre Anekdoten und Geschichten.

Professor Dr. Heinz Schirp bestätigt die Wichtigkeit von Geschichten: »Unser Gedächtnis liebt Geschichten, Episoden, Ereignisse«[25] Und dass es 1.000 Geschichten über die gemeinsame Zeit mit den Klienten gibt, wissen Sie selbst am besten.

98. Tipp: Bauen Sie sich ein Netzwerk auf

Netzwerken ist eigentlich nichts Neues. In vielen Branchen ist es Standard, sich auch nach der Arbeit noch zu begegnen. Gerade Männer achten sehr auf Netzwerke, in denen sie sich gegenseitig fördern, ihre Kontakte pflegen und weitere Gemeinsamkeiten herstellen und pflegen. Sie kennen sicher das sprichwörtliche Nebenbeigespräch auf dem Golfplatz.

After-Work-Partys schießen aus dem Boden und Visitenkartenpartys sind auch keine Seltenheit mehr. Nun treten auch die Frauen in diese Fußstapfen. »Klüngeln«, wie Anni Hausladen so schön sagt, bringt uns Frauen weiter. Beruflich und auch privat. Der ewige Spagat zwischen Arbeit und Familie gelingt leichter, wenn wir wissen, wo

---

24 Storytelling: »Storytelling heißt, Geschichten gezielt, bewusst und gekonnt einzusetzen« bei Frenzel/Müller/Sottong. Masemann, Sandra; Messer, Barbara. Improvisation und Storytelling in Training und Unterricht. Beltz Verlag, Weinheim, 2009

25 DGSL-Kongress Hannover 2006, S. 148. Masemann & Messer 2009

wir Unterstützung bekommen können, wenn wir uns kennen bzw. mehr voneinander wissen.
Sich zu kennen hat in der Pflegebranche nicht erst seit den Expertenstandards seine Berechtigung. Viele Beispiele beweisen, dass es enorm effektiv ist, wenn sich beispielsweise die Leitungskräfte aus Stadtteilen oder Kreisen kennen. Die Überleitung von Klienten ist dadurch enorm vereinfacht, die Profile jedes Anbieters sind transparenter und Absprache können mit kurzen Wegen zeitnah und lösungsorientiert getroffen werden.
Nehmen wir die Ebene in den Expertenstandards, in der es heißt, andere Einrichtungen, die den Klienten mitversorgen (z. B. Arztpraxen, Krankenhäuser, etc.) müssen über aktuelle Risiken informiert sein. Dies finden Sie in allen Standards und es gelingt gut, wenn man sich kennt. Wenn sich die Ansprechpartner aus Krankenhaus, Altenheim und ambulantem Dienst kennen und klar vereinbarte Kommunikations- und Informationswege vereinbart haben, findet eine effektive Zusammenarbeit statt – zum deutlichen Vorteil für den Klienten.

Bauen Sie sich ein solches Netzwerk auf:

- Nutzen Sie gegenseitig Tage der »offenen Tür«
- Treten Sie bewusst an die Ansprechpartner der in Frage kommenden Einrichtungen heran. Betonen Sie, dass Sie eine tragfähige Beziehung gestalten wollen, vereinbaren Sie Ihre Umgangsregelungen. Dies betrifft speziell Leitungskräfte
- Regen Sie Ihre örtliche Kommune an, regionale Treffen für die Pflege- und Versorgungseinrichtungen anzubieten. In Berlin treffen sich vierteljährlich und stadtteilbezogen Vertreter der Einrichtungen.
- Gehen Sie auf Veranstaltungen vor Ort, das kann auch mal das Stadtteilfest oder der Sportverein sein. Gehen Sie direkt auf Ihre Ansprechpartner zu.

Andere Frauennetzwerke setzen betont den Schwerpunkt auf die Möglichkeit der gegenseitigen Förderung. Sie wachsen derzeit wie Pilze aus dem Boden. Treffen und Veranstaltungen erfahren Sie einfach durch die Presse. Gleichstellungsbeauftragte vor Ort organisieren eine Vielzahl an hochinteressanten Events, vom Frauenneujahrsempfang bis hin zu Tagungen.

Weitere Infos finden Sie

- in den örtlichen Frauenbranchenbüchern
- bei der »Klüngelexpertin« Anni Hausladen unter www.frauen-kluengeln.de
- in Berufsverbänden, auf Fortbildungen und Fachkongressen

- im unendlichen Internet
- etc.

99. Tipp: Arbeiten Sie an Ihrer Karriere

Sie möchten beruflich weiterkommen? Dann nehmen Sie Ihre Karriere in die Hand. Der Pflegeberuf bietet eine große Palette an Veränderungsmöglichkeiten. Auch der Sprung in ein pflegefernes Berufsfeld ist möglich.

Beginnen Sie mit einer guten Analyse Ihrer Kompetenzen und Ihrer jetzigen Position:

Stellen Sie zuerst Ihre eigene Berufsplanung auf!

- Welcher Beruf ist für Sie am besten geeignet?
- Welcher Arbeitgeber bringt Sie Ihrem Berufsziel nahe?
- Haben Sie die fachlichen und persönlichen Qualifikationen?
- Ist es ratsam, Ihren jetzigen Arbeitgeber/Arbeitsplatz zu verlassen?

Formulieren Sie dann Ihre beruflichen Ziele!

- Position
- Branche
- Gehalt/Lohn
- Wohnort/Ort der Arbeitsstelle
- Arbeitsplatzsicherheit
- Betriebsklima
- Weiterbildung
- Karrieremöglichkeiten
- Ihre persönlichen Ziele

Erstellen Sie Ihr Qualifikationsprofil!

- Für Berufstätige:
  - Welche Qualifikationen besitze ich?
  - Welche Weiterbildungen/Seminare haben ich besucht?
  - Welche Position habe ich ausgefüllt?
  - Welche Aufgaben erledige ich jetzt?
  - Welche Aufgaben erledigte ich früher?
- Welche Aufgaben können Sie erledigen?
- Welche Qualifikationen können Sie noch beruflich einsetzen?
- Übernehmen Sie auch außerberuflich Verantwortung?

Erstellen Sie Ihr persönliches Eigenschaftsprofil!

- kreativ
- kontaktfähig
- durchsetzungsfähig
- teamfähig
- flexibel
- lernbereit
- selbstständig
- mobil
- Ihre persönlichen Eigenschaften

Was für berufliche Möglichkeiten haben Sie?

- Können Sie sich wirklich verbessern?
- Kommen Sie vielleicht bei einem Wechsel von dem Regen in die Traufe?
- Können Sie sich intern in Ihrer jetzigen Firma verbessern?
- Haben Sie Ihre Berufswünsche Ihrem Vorgesetzten klar und deutlich gemacht?
- Wie ist die wirtschaftliche Situation in Ihrer Branche?
- Wie ist die wirtschaftliche Situation in Ihrer Firma?
- Reichen Ihre Qualifikationen, um die gewünschte Stelle zu erhalten?
- Hat ein Kollege mit gleicher Qualifikation in der letzten Zeit die Firma verlassen? Wie ist es ihm ergangen?
- Sind Arbeitskräfte mit Ihren Qualifikationen Mangelware?
- Sind Sie bereit, die Kosten, die Zeit, die Nerven und das Risiko eines Wechsels zu tragen?

Die fünf Schritte zu Ihrem eigenen Karriereplan

Karriere und Erfolg sind planbar. Davon gehen wir aus. Karriereplanung bedeutet eine Klärung des Ist-Zustandes, die Definition Ihrer persönlichen Ziele und die Entwicklung eines Leitfadens für den Weg dorthin. Unter dem Motto: »Der beste Zeitpunkt, einen Baum zu pflanzen, war vor 20 Jahren. Der zweitbeste ist jetzt«[26], scheint es so zu sein, dass es sich gerade jetzt lohnt, über die eigenen Karriere nachzudenken.
Sie möchten selbst über Ihre Zukunft, Ihre Ziele und Ihren Erfolg entscheiden? Dann sollten Sie aktiv Ihre Zukunft gestalten und sofort mit der Planung beginnen.

---

26 Chinesisches Sprichwort

Vergessen Sie dabei nicht: Der Beruf ist nur ein Teil Ihres Lebens. Familie, Freunde, Gesundheit und persönliche Zufriedenheit wirken sich ebenfalls auf Ihre beruflichen Pläne aus. Das Gesamtpaket muss stimmen.

Schritt 1: Erkennen Sie, in welcher Beziehung Sie zu sich selbst und Ihrer Umwelt stehen.

- In welchem Verhältnis stehen Sie zu Ihrem Selbst?
- Zu Ihrem Körper, Ihrer Gesundheit, Ihrer Person?
- Wie sieht Ihr direktes soziales Umfeld aus, Ihre Beziehung zu Ihrer Familie und Ihren Freunden?
- Wo und wie leben Sie?
- Welche Rolle spielt Ihr Beruf in Ihrem Leben?
- Sind Sie glücklich?
- Und last but not least: Was erwarten Sie von der Zukunft?

Beantworten Sie diese Fragen ehrlich, auch wenn manche Antworten nicht bequem sind. Das Ergebnis erleichtert Ihnen den Blick auf Ihre Persönlichkeit und lässt Sie Klarheit hinsichtlich Ihrer Bedürfnisse und Wünsche gewinnen – aber trauen Sie sich auch, diese Fragen zu stellen. Sie tun gut!

Schritt 2: Finden Sie Ziele!

- Was möchten Sie erreichen?
- Welche Ziele sind Ihnen im Leben wirklich wichtig?
- Was sind Sie bereit dafür zu tun?
- Wo wollen Sie in 5 bis 10 Jahren stehen?
- Werfen Sie einen Blick auf das Ende Ihres Berufslebens und klären Sie, wo Sie dann angekommen sein möchten.

Dabei sollten Sie berücksichtigen, dass Ihr Leben nicht nur aus dem Beruf besteht. Beziehen Sie also in Ihre Überlegungen Ihre Familie und Ihr persönliches Umfeld ein. Unsere Empfehlung lautet: Hören Sie auf Ihren Bauch und benutzen Sie Ihren Kopf! Definieren Sie nicht ein, sondern **IHR Ziel**.

Das Ziel ist gefunden? Dann prüfen Sie jetzt, ob es erreichbar ist. Ein unerreichbares Ziel demotiviert. Ist es spezifisch, messbar, aktionsorientiert, realistisch und terminierbar (SMART)? (Mehr zu SMART erfahren Sie unter Tipp 57.) Die Frage wurde mit Ja beantwortet? Dann los.

Achten Sie auf Ihr soziales Netz: Ist Ihnen Ihre Familie wichtig, aber Ihre jetzige Position verlangt hohe örtliche und zeitliche Flexibilität? Hier ist leicht zu erkennen, dass dies mittelfristig zu einem Gefühl der Unzufriedenheit führen wird und so wichtige Ressourcen für die persönliche Entwicklung gebunden werden.

Schritt 3: Setzen Sie Meilensteine

Setzen Sie Meilensteine auf dem Weg zum Ziel, damit Sie es nicht aus den Augen verlieren. Typische Meilensteine einer Karriereplanung sind:

Erwerben Sie Wissen! Informieren Sie sich, welche Kenntnisse Ihnen noch für Ihre Wunschposition fehlen und informieren Sie sich, wie und wo Sie diese erwerben können. Täglich gibt es für den Bereich Pflege neue Weiterbildungs- und Studienkonzepte.

Sammeln Sie Erfahrung! Suchen Sie die Chance, Ihr erworbenes Wissen praktisch einzusetzen. Prüfen Sie, ob es in Ihrer aktuellen Aufgabe möglich ist. Falls nicht, denken Sie über einen Wechsel des Arbeitgebers nach. In der Pflege gibt es derzeit viele unbesetzte Stellen mit guten Aufstiegschancen.

Entwickeln Sie Persönlichkeit! Neben fachlichem Wissen gibt es eine Reihe von Persönlichkeitsmerkmalen, z. B. Teamfähigkeit, Kommunikationsstärke, Konfliktlösungskompetenz oder interkulturelle Kompetenz. Sollten Sie hier noch Defizite haben, arbeiten Sie an sich.

Zeigen Sie Initiative! Die ersten drei Punkte sind erledigt und noch immer hat Sie keiner gefragt, ob Sie Ihre Wunschposition übernehmen wollen? Nehmen Sie das Ruder in die Hand, und bewerben Sie sich aktiv um interessante Aufgaben.
Sie wissen was Sie können, Sie wissen, wohin Sie wollen und Sie wissen, was noch fehlt, um das Ziel zu erreichen. Planen Sie jetzt den weiteren Weg dorthin. Aber bedenken Sie: Wenn Sie heute beschließen, einen Marathon zu laufen, können Sie nicht morgen loslaufen. Für einen Marathon brauchen Sie einen Trainingsplan. Für eine Karriere einen Karriereplan.
Setzen Sie sich Meilensteine. Belohnen Sie sich, wenn Sie ein Teilziel erreicht haben. Und nutzen Sie die Gelegenheit, das Erreichte auf den Prüfstand zu stellen. Sind Sie noch immer auf dem richtigen Weg?

Schritt 4: Reden Sie darüber!

Bisher haben Sie sich mit sich selbst beschäftigt. Aber wie schon gesagt: Der Beruf und Ihre Karriere sind ein Teil Ihres Lebens, nicht Ihr Leben!

Sprechen Sie mit Ihrer Familie, Ihren Freunden und Bekannten. Ihre Weiterentwicklung wird Sie Zeit kosten. Zeit, die sonst Ihrer Familie zugute kommt. Trägt Ihre Familie dies mit? Wie sehen Ihre Freunde und Bekannte Ihre Pläne? Sie können wertvolle Ratgeber sein. Manch einer hat bereits Erfahrungen gesammelt, von denen Sie profitieren können.
Holen Sie unterschiedlichste Meinungen ein und nutzen Sie die Informationsvielfalt der modernen Medien. So erhalten Sie wertvolle Tipps. Vergessen Sie Ihren Vorgesetzten nicht. Sagen Sie ihm, was Sie gern möchten und warum. Dabei können Sie feststellen, wie Ihr Unternehmen zu Ihren Plänen steht. Unter Umständen erhalten Sie sogar wertvolle Unterstützung.
Nicht zuletzt gibt es professionelle Unterstützung, u. a. im Rahmen des Karriere-Coachings. Manchmal kann ein neutraler Dritter Ihnen völlig neue Perspektiven aufzeigen.

Schritt 5: Beginnen Sie heute!
Alle Vorbereitungen sind erledigt. Sie haben Ihr Ziel, Sie kennen Ihre Meilensteine und Sie haben den Weg abgesteckt. Dann überwinden Sie den inneren Schweinehund und gehen Sie den ersten Schritt. Wird das Wollen zum Handeln, haben Sie eines der größten Hindernisse auf dem Weg zu Ihrem Ziel geschafft.

Noch einen Hinweis zum Schluss. Nicht alle Dinge sind planbar. Ihr Karriereplan kann nur der rote Faden für Ihr Berufsleben sein. Halten Sie trotzt aller Pläne die Augen offen und greifen Sie zu, wenn sich eine passende, wenn auch ungeplante Chance ergibt. Planung ist eine gute Grundlage zum Erfolg. Zufälle machen das Ganze spannend. Und eine Portion Glück gehört manchmal einfach dazu.

Achten Sie auf die Karrierefallen:
Zu ehrgeizig: Gesunder Ehrgeiz ist eine starke Quelle der Motivation, doch zu viel davon macht egoistisch und verbissen. Mit einer extremen Verbissenheit werden Sie auf Dauer weder Motivation noch neue berufliche Wege entdecken, sondern Frust, Stress und Konflikte ernten. Denken Sie darüber nach, was Ihre wahren Motive sind und was Ihnen wichtig ist – was Sie erreichen wollen!
Zu einzelkämpferisch: Vermeiden Sie extremen Egoismus. Versuchen Sie kritikfähiger zu werden und seien Sie gesprächsbereit. Jemand, der nur egoistisch an seinen eigenen Zielen arbeitet, hat in der Regel auch keine Verbündeten. Fördern Sie ebenfalls Kollegen in deren Karriere.

Zu frustriert: Wenn Ihre Kollegen meist nur Ihre herabhängenden Mundwinkel, Ihre schlechte Laune und Ihren Pessimismus ertragen müssen, so ist dies nicht nur hemmend für eine gute und ausgeglichene Teamarbeit, sondern wirkt sich auch auf Sie selbst und Ihre Entwicklung hemmend aus. Es ist nachvollziehbar, dass man einer solchen Person keinen Führungsjob anbieten wird. Optimismus und gute Laune dagegen signalisieren Sicherheit.

Zu konkurrierend: Seien Sie sich darüber im Klaren, dass Sie immer Konkurrenz oder Rivalen haben werden. Aber versuchen Sie dies nicht negativ, sondern von der positiven Seite zu sehen, denn so können Sie auch Ihre eigene Begabung und Kraft begreifen, messen und beweisen. Versuchen Sie dabei die Extreme des konfliktscheuen Verhaltens, aber auch die Haltung »Ich kam, sah und siegte« zu vermeiden. Fairness, Kommunikation und unverkrampftes Agieren und Reagieren bringt Sie weiter.

Mit Selbstzweifel behaftet: Oft steht man seiner beruflichen Entwicklung mit andauernden Selbstzweifeln im Weg – man ist zu schüchtern, kontaktscheu oder besitzt gar Minderwertigkeitsgefühle. Fragen Sie sich, ob Sie Ihre Ziele nicht zu hoch setzen und es häufig schon von vornherein klar ist, dass Sie diese nicht erreichen können und somit auch die kleinen Erfolgserlebnisse ausbleiben. Vielleicht beginnen Sie einfach einmal damit, sich Aufgaben zu suchen, für die es sich lohnt, sich einzusetzen und setzen Sie dabei Ihre Ziele in erreichbare Höhe. So gewinnen Sie kleine Erfolgserlebnisse, die wiederum motivieren, weiter an sich zu arbeiten. Wichtig ist, dass Sie sich und Ihre persönlichen Probleme nicht zu sehr in den Mittelpunkt stellen.

Zu aggressiv: Natürlich sollen Sie Aggressionen nicht in sich hineinfressen. Meist platzt Ihnen dann der Kragen in der unpassendsten Situation. Aggressionen können Sie durchaus auch auf einem positiven Weg loswerden, wenn Wut und Jähzorn in Mut, Risikofreude und Dynamik umleiten.

Zu planlos: Sicher können und sollen Sie nicht planen, wie die nächsten 20 Jahre aussehen und ablaufen sollen. Leben ist dynamisch und erfordert nicht nur beruflich eine enorme Flexibilität. Dennoch verhilft Planung dazu, sich Möglichkeiten zu schaffen und persönliche Ziele – berufliche wie private – in Einklang zu bringen. Sie sollten Prioritäten setzen und sich entscheiden, welchen Raum Beruf, Familie und Hobbys in Ihrem Leben einnehmen sollen.

Zu offen: Ein gutes Team und nette Kollegen sind etwas sehr Wertvolles im beruflichen Alltag. Dennoch sollten Sie nicht alles mit Ihren Kollegen teilen. Vermeiden Sie ein Zuviel an privater Offenheit. Eine gesunde Distanz trägt dazu bei, dass berufliche Aufgaben auf der sachlicheren Ebene gelöst werden können.

Nie vorgebeugt: Vernachlässigen Sie die menschlichen Kontakte nicht und räumen Sie der Perfektion nicht die höchste Priorität ein. Üben Sie strategisch zu denken und fühlen Sie sich im Job nicht wie zu Hause. Setzen Sie persönliche Grenzen. Definieren Sie klar Ihr Aufgabengebiet und vermeiden Sie es, die Aufgaben Ihrer Kollegen mit zu erledigen. Betreiben Sie PR für sich selbst und lernen Sie dabei, sich selbst besser zu verkaufen. Bleiben Sie dabei Ihrem ganz persönlichen Stil treu. Nutzen Sie Netzwerke. Entwickeln Sie Visionen und setzen Sie sich Ziele!

Zu oft ja gesagt: Sie kommen nicht weiter, wenn Sie zu allem nur Ja sagen und sich der Meinung der starken Allgemeinheit anschließen. Sie werden zum Mitschwimmer ohne eigene Standpunkte. Kein Wunder, dass ein Vorgesetzter in einem Ja-Sager keine ausgeprägten Führungsqualitäten sieht. Üben Sie, Dinge auch kritisch zu betrachten und zu hinterfragen und trauen Sie sich ruhig auch einmal Meinungen und Ideen einzubringen, mit denen Sie einen anderen Standpunkt vertreten als die Allgemeinheit. Denn wenn Sie diese gut begründen und vertreten können, ist dies letztlich auch ein Gewinn für Ihr Team und Unternehmen.[27]

100. Tipp: Achten Sie auf ein Karriere förderndes Umfeld

Ähnlich wie Sie selber, möchten auch Ihre Kollegen im Beruf weiterkommen. Unterstützen Sie sie, Neid und Konkurrenz bringt Sie nicht weiter. Im Gegenteil, das wirft ein schlechtes Licht auf Sie selbst.

Es gibt hierzu eine sehr schöne Metapher: »Ein Farmer, dessen Mais auf der staatlichen Landwirtschaftsmesse immer den ersten Preis gewann, hatte die Angewohnheit, seine besten Samen mit allen Farmern der Nachbarschaft zu teilen. Als man ihn fragte, warum er das täte, sagte er: »Eigentlich liegt es in meinem ureigensten Interesse. Der Wind trägt die Pollen von einem Feld zum anderen. Wenn also meine Nachbarn minderwertigen Mais züchten, vermindert die Kreuzbestäubung auch die Qualität meines Kornes. Darum liegt mir daran, dass sie nur den allerbesten anpflanzen.«[28]

---

[27] http://www.karrierezeitung.de/karriere_karrierefallen.html

[28] vgl. Fuchs 2002, S. 25f.

Literatur

Antara, G. (2005). Erde meine Mutter – Deutsche Lieder. Musik-CD

Asgodom, S., Scherer, H. (2001). Jetzt komm ich. Landsberg: Mvg-Verlag

Asgodom, S. (2009).Greif nach den Sternen. München: Kösel Verlag

Berufsgenossenschaft für Gesundheitsdienst und Wohlfahrtspflege. (2007). Ein Qualifizierungsprogramm für die Pflegenden. Hamburg.

Birkenbihl, V. (2001). Story Power. Landsberg: Mvg-Verlag 2001

Bryson, K. (2009). Sei nicht nett, sei echt. Paderborn. Junfermann Verlag

Feil, N. (1990). Validation. Wien: Verlag Altern & Kultur

Feustel, B. (2006). NLP-Trainingsbuch. München: Südwest Verlag

Freitag, E. F. (2003). Heilende Gedanken. Affirmationen für ein erfülltes Leben. München: Knaur Verlag

Fuchs, J. (2002). Das Märchenbuch für Manager. Gute-Nacht-Geschichten für Leitende und Leidende. 3. überarbeitete Aufl. Frankfurt: Frankfurter Allgemeine Zeitung Verlag

Genz, K. (2007). Mit dem Herzen hört man besser. Paderborn: Junfermann Verlag

Harvey, E. (2006). We are what we do. Einfach die Welt verändern im Job. München: Pendo Verlag

Holler, I., Heim, V. (2004). Konfliktkiste. Paderborn: Junfermann Verlag

Kämmer, K. (2008). Pflegemanagement in Altenpflegeeinrichtungen. Hannover: Schlütersche Verlagsgesellschaft

Klein, S., Gibson, N. (2004). Was macht Dich wütend? Paderborn: Junfermann Verlag

Lundin, S. C., Paul, H., Christensen, J., Strand, P. (2005). Noch mehr Fish. München: Mosaik bei Goldmann

Mager, K. (2002). Bevor Sie aus der Haut fahren. Hamburg: Rowohlt Sachbuch

Masemann S., Messer, B. (2009). Führen – überzeugend und gekonnt! In: Pflegebrief 01/2009

Masemann, S., Messer, B., Denk Groß Team (Hrsg.) (2008). Dem Horst sein Logbuch: Runter vom Eis – Volldampf für Ihren Unternehmenserfolg! Lippstadt: BR Verlag

Masemann, S.,Messer, B. (2009). Improvisation und Storytelling in Training und Unterricht. Weinheim: Beltz Verlag, Weinheim, 2009

Messer, B. (2009). Pflegeplanung für Menschen mit Demenz. 2. Auflage. Hannover: Schlütersche

Verlagsgesellschaft
Nussbaum, C. (2007). 300 Tipps für mehr Zeit. München: Gräfe und Unzer Verlag
Quittschau, A., Tabernig, C. (2007). Business-Knigge. München: Haufe Verlag
Rosenberg, M. (2004). Gewaltfreie Kommunikation. Paderborn: Junfermann Verlag
Schlehuber, E., Molzahn, R. (2007). Die heiligen Kühe und die Wölfe des Wandels. Offenbach: GABAL Verlag
Schmidtbauer, W. (2002). Helfersyndrom und Burnout-Gefahr. München: Urban & Fischer Verlag
Schonert-Hirz, S. (2002). Energy. München: Gräfe und Unzer Verlag
Schwarz, R. (2007). Superversion in der Pflege. Bern: Hans Huber Verlag
Simon, W. (2006). GABALs großer Methodenkoffer Führung und Zusammenarbeit. Offenbach: GABAL Verlag
Sohr, S., Gutjahr, N., Perschke, R., Zimmermann, G. (2006). Die Kunst der Kommunikation. Bielefeld: Roter faden Verlag
Stuhlmann, W. (2004). Demenz – Wie man Bindung und Biographie einsetzt. München: Reinhardt Verlag
Tscheuschner, M., Wagner, H. (2009). 30 Minuten Team Management System. München: GABAL Verlag
Ulsamer, B. (1999). Ohne Wurzeln keine Flügel. München: Goldmann Verlag

Register